YOGA

天天好状态
冥想瑜伽

[法] 玛蒂尔德·皮顿 著　谢津津 译

大连理工大学出版社　辽宁科学技术出版社
LIAONING SCIENCE AND TECHNOLOGY PUBLISHING HOUSE

YOGA POUR MEDITER
by Mathilde Piton
© Larousse 2018
All rights reserved. No part of this publication may be reproduced, stored in a retrieval system, or transmitted in any form or by any means, electronically, mechanically, by photocopying, recording or otherwise, without the prior permission of the copyright owners and the publisher. The simplified Chinese translation rights arranged through Rightol Media.（本书中文简体版权经由锐拓传媒取得）
简体中文版 ©2024 大连理工大学出版社
著作权合同登记06-2024年第109号

图书在版编目（CIP）数据

冥想瑜伽 /(法)玛蒂尔德·皮顿著；谢津津译. 大连：大连理工大学出版社；沈阳：辽宁科学技术出版社, 2025. 6. -- (天天好状态). -- ISBN 978-7-5685-5735-1

Ⅰ. R161.1

中国国家版本馆CIP数据核字第2025PG7430号

大连理工大学出版社出版
地址：大连市软件园路80号　邮政编码：116023
营销中心：0411-84707410　84708642　邮购与零售：0411-84706041
E-mail：dutp@dutp.cn　　URL：https://www.dutp.cn
辽宁星海彩色印刷有限公司印刷　　大连理工大学出版社发行

幅面尺寸：168mm×235mm　　印张：6.25　　字数：83千字
2025年6月第1版　　　　　　　　　　2025年6月第1次印刷

策划编辑：逄东敏　　　　　　　　责任编辑：孙　扬
责任校对：张晓燕　　　　　　　　封面设计：刘润孟

ISBN 978-7-5685-5735-1　　　　　　定　价：48.00元

本书如有印装质量问题，请与我社营销中心联系更换。

目 录

引言
我需要慢下来 ································· 01
冥想与舒缓瑜伽的实用指南 ············· 07

冥想基础
我从未尝试过 ································· 12
练习呼吸 ······································· 16
安于当下 ······································· 23
感知而不评判 ································· 27
带着积极的意念冥想 ······················ 30
曼陀罗冥想 ···································· 34

舒缓瑜伽　学会放手
通过简化拜日式来热身 ··················· 39
减轻压力 ······································· 42
培养自信 ······································· 45
平息内心的喧嚣 ····························· 49
以耐心面对困难 ····························· 53
安抚消化 ······································· 56
活力香蕉式 ···································· 59

舒缓瑜伽　让我放松

做一个深度的放松 …………………………………… 62
放松我的颈部和面部 …………………………………… 65
我不再背负世界的重担 ………………………………… 68
放松腹部的紧张 ………………………………………… 71
我的双腿轻松无比 ……………………………………… 74
放松背部的紧张 ………………………………………… 77

冥想瑜伽　寻找宁静

开始之前 ………………………………………………… 80
练习专注 ………………………………………………… 82
通过冥想寻找内心的宁静 ……………………………… 84
正念行走 ………………………………………………… 87
培养积极思维 …………………………………………… 90
冥想与舒缓瑜伽 ………………………………………… 93

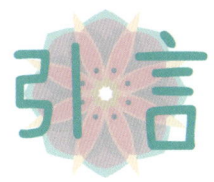

我需要慢下来

你还记得上一次真正感到放松是什么时候吗？那种内心充盈的感觉，甚至无缘无故想要微笑，只因此刻的自己感觉美好。如果这样的记忆已经淡去，那么或许是时候重新唤醒它了。本书推荐的方法很简单：通过舒缓的瑜伽练习，让冥想融入你的日常。如果你对此还有些怀疑，不妨跟随本书的指引，来试试看吧。

① 为什么通过瑜伽冥想？

- 我们通常认为瑜伽只是一种放松身体的运动，实际上，瑜伽体式的练习能使身体放松，以便我们更自然地进入冥想的状态。
- 尤其在**舒缓瑜伽**的练习中，动作缓慢，姿势保持的时间较长。在练习这类瑜伽时，身体和头脑都要保持专注，我们身处当下，存在于此时此地，从而达到冥想的效果。

> 冥想，就是用善意去观照内在的一切。

❷ 冥想与舒缓瑜伽能带来什么?

- 冥想和舒缓瑜伽为我们提供了一个短暂的停歇,让我们获得深层次的补给和放松。

冥想是一次与自己对话的机会,不再有待办事项,不再有来自工作或生活的压力。是向自己的心灵发问:"你还好吗?"是让自己在忙碌的生活中平静下来的时刻。舒缓瑜伽并非被动的习练,而是主动探寻身心舒适的过程。

- 冥想带来的益处是多方面的。不是完成短暂5分钟的舒缓瑜伽或冥想之后,便突然转向其他事情。而是逐步养成一种新的习惯,让我们对自己的生命有正面的反馈。

➡ 我能获得哪些益处?

通过关注自己的身体感受、情绪和思维,我们会变得更加**平静**和**专注**,同时也能激发直觉与**创造力**。我们将学会放下消极的评判,情绪变得更为稳定;我们会感到更加坚定、更加专注,也更愿意接纳他人。

> **值得深思**
>
> 在现代社会中,我们大多数人不愿与自己产生真正的联结,而是沉溺于其他事物,如宗教、运动、政治、书籍——以此来逃避自我。一有闲暇时间,我们便想引入某种外物,比如把自己交付给电视,任由它侵占我们的内心。

➡ 我不知该如何开始！

虽然这个方法看起来不错，但是你对冥想的概念不太清楚，也不知道如何去练习。本书的承诺就是：一步一步教你如何冥想。

③ 如何践行善意？

善意是一种心态，旨在理解并宽容他人和自己，其中包含许多原则。

➡ 照顾自己

在忙碌的生活中，这一原则有时难以执行。我们可能饮食不当，缺乏锻炼，常常忽略自己，把生活琐事放在自身福祉之前。而当你进行舒缓瑜伽和冥想时，那一刻是属于你的，是为你而设的。

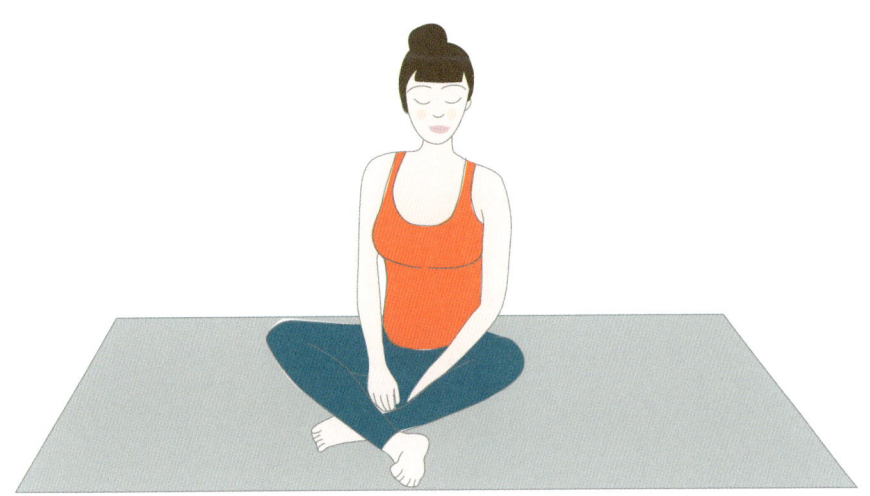

➡ 倾听自我

倾听自我至关重要，不仅能防止在练习中受伤，还能让我们观察自己的身体感受、情绪和思绪。

通过冥想，我们可以对自己的身体和内心有一个全面的梳理。

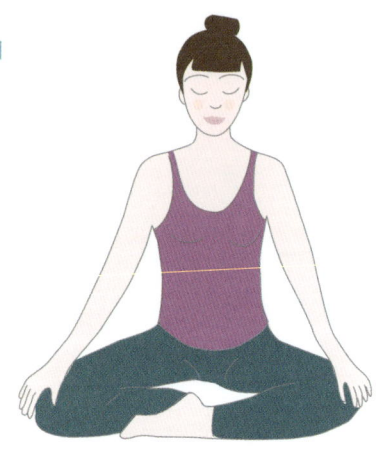

➡ 保持好奇

冥想和舒缓瑜伽可能是你从未尝试过的，有些讲解或练习一开始也许会让你感到困惑。不妨将这本书视为一次邀请：保持好奇，勇敢尝试吧！

④ 摒弃误解！

➡ 冥想，就是清空大脑

并非如此！冥想并不是让你在10秒内彻底停止思考——这是不可能的。冥想不会清空你的头脑，也不是一种"头脑清除术"。思绪、情感及身体感受依然会存在，但通过冥想我们会学着不被杂念困扰，学着停止反复咀嚼那些思绪。冥想的本质不是清空，而是观察思绪在脑海中的流动。

请记住：冥想并非让你"**清空一切**"，而是学会专注当下。

适合冥想的瑜伽类型

√ **阴瑜伽**：以舒缓的拉伸为主的瑜伽。

√ **艾扬格瑜伽**：使用大量道具，以精确纠正姿势的瑜伽。

√ **恢复性瑜伽**：不用伸展和费力的瑜伽，旨在深入而完全放松的瑜伽。

在这本小册子中，您会发现这三种类型的瑜伽体式。

➡ 冥想，会无聊

是的，有时候冥想确实会让人感到无聊！即便只有5分钟，也能让人感觉极其漫长。不妨坦然接受这种无聊感，这正是冥想的第一步：感知自己的某种状态。下一步则是好奇地探寻：除了无聊，是否还有其他感受？

记住：冥想可能无聊，但不要让无聊感定义你的体验。试着感知它，不带负面地评判它，看看除此之外，你还能感受到什么？

➡ 我无法坐着冥想，这让我的肩背疼痛……

这确实是一个需要关注的现实问题。虽然冥想是一种精神和心理上的活动，但身体层面同样不容忽视。当你静坐时，可能会感到背部或肩膀有些紧张，但一定不要让自己处于疼痛之中。

是"疼痛"还是"不适"呢？

"疼痛"是一种尖锐的感受，而"不适"则是一种不舒服的感觉。比如，你在火车上坐了3个小时，可能会感到不适，但这并不是真正的疼痛（除非你有健康问题）。

⑤ 不同类型的冥想

- **正念冥想**：全然专注当下，结合了呼吸、倾听外界声音、观察身体及内省等技巧。
- **观想冥想**：通过想象体内的生命能量或特定部位的温暖感受，抑或是宁静的自然景象来放松心灵。
- **引导式冥想**：通过聆听引导性文字来激发想象或反思。
- **颂歌冥想**：通过重复特定的语句或声音来引导心神专注。
- **冥想行走**：一种动态冥想，通过缓慢而有意识的行走来完成。

所有这些冥想技巧都是将身心集中于当下的感知体验。

在这本书中，你将学习如何将这些方法与**舒缓瑜伽**结合起来。

冥想与舒缓瑜伽的实用指南

练习冥想和舒缓瑜伽,最重要的是内在动力!除此之外,仅需购置一些辅助工具。瑜伽本身并不昂贵。虽然一些课程或静修可能价格不菲,但练习本身并不需要大量的资金投入。

① 我应该穿什么衣服?

选择一套专用的服装,这样是给自己一个暗示:"好了,我现在进入了瑜伽时刻。"选择舒适、温暖和令人愉悦的衣服。

- **一条裤子**:宽松或紧身的裤子,材质为体感舒适的,最好脚踝处有松紧带,这样裤子就不会拖地了。
- **一件T恤或背心**:可以根据你的喜好,不要太宽松,以免在做倒立体式时滑落下来。
- **一件柔软的毛衣或围巾**:用于在长时间保持某种体式时为自己保暖。

柔软舒适!

这是选择服装的要领!

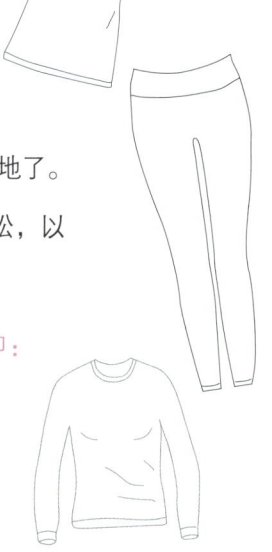

② 我需要哪些辅助工具？

用于冥想的瑜伽是缓慢、平静的，我们会在体式中保持几分钟。使用辅助工具可以使你更舒适，并在需要时支撑身体的一些部位。

以下是一些有助于舒适和放松的辅助工具：

- 2块泡沫砖，也称瑜伽砖
- 2~3条毯子
- 1条带扣的瑜伽拉伸带
- 1个眼枕
- 1个瑜伽抱枕或大靠垫，类似长枕

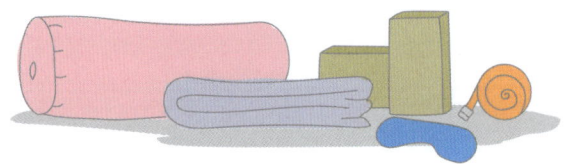

我的瑜伽垫呢？

冥想瑜伽中很少有什么动作，所以选择一个厚点的垫子，会让你更舒服。

③ 在哪里练习？

理想的练习地点：

- 巴厘岛的海滩，靠近棕榈树
- 意大利的庭院，靠近橄榄树
- 可以看到山脉雪顶的观景练习室
- 自己家里（最现实的选择）

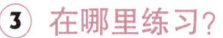 如果你在家练习瑜伽，请预留一个地方，你可以轻松展开瑜伽垫，无须移动椅子并搬走咖啡桌。这个地方必须**方便**！如果有些人喜欢点上

蜡烛和香薰来营造氛围，那也可以！但这不是必需的。专注于最基本的需求，你只需要一点空间。

④ 我制订了一个冥想瑜伽计划

冥想的益处很多，但并非凭空降临：想不劳而获是不可能的，你必须积极参与到练习中。为了帮助你，请考虑以下三个原则。

➡ 规律练习

每天练习5分钟舒缓瑜伽比每三个月一次练习90分钟要好。从每天冥想5分钟（见第12页）开始设定目标；然后你可以练习5分钟（或15分钟，或30分钟）的舒缓瑜伽。"舒缓瑜伽 学会放手"和"舒缓瑜伽 让我放松"这两部分会给你一些整套练习的方法。

> 不要忘记，瑜伽和冥想的效果是长期积累的：你可以每天感知自己的练习体验。

➡ 选择适合的时间

可以是清晨，可以是中午到下午2点之间，可以是下午注意力开始下降时，可以是下班后或睡前。这取决于你的工作和生活安排。**理想的冥想时间是适合你的时间**。如果你认为自己没有时间，那就安排时间：记录你的日程安排。你是否有空闲或放空的时候，有看电视或在手机上密集浏览社交媒体的时候？如果你有空看两集电视剧，不如只看一集电视剧，剩下的时间做瑜伽冥想。

➡ **承诺保持这个积极的新习惯**

如果你想真正改变旧习惯,就要做出承诺:在记事本中记录你的练习、进展和挑战,或者使用手机应用来追踪习惯的变化。

瑜伽的八支行法

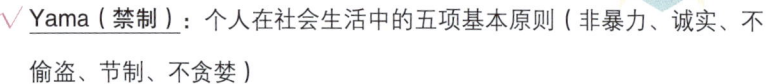

瑜伽并不仅仅是体式的练习!

它是一门包含八个分支的艺术:

- √ **Yama(禁制)**:个人在社会生活中的五项基本原则(非暴力、诚实、不偷盗、节制、不贪婪)

- √ **Niyama(劝制)**:个人修行的五项纪律原则(清洁、知足、自律、自我研习、虔诚)

- √ **Asana(体式)**:瑜伽的体式练习,即身体层面的修行

- √ **Prāṇāyāma(调息)**:呼吸控制法,掌控生命能量的流动

- √ **Pratyāhāra(制感)**:通过感官的内收来远离外界刺激(如视觉、嗅觉、触觉……)

- √ **Dhāraṇā(专注)**:将意识集中于单一对象

- √ **Dhyana(冥想)**:冥想状态,深度禅定

- √ **Samādhi(三摩地)**:瑜伽的终极目标,自我圆满的觉悟之境

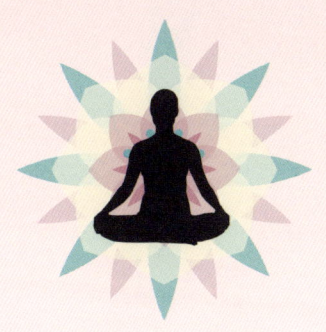

冥想基础

你对冥想还不太了解，也不知道如何开始？

那么，我们就从瑜伽冥想的基础谈起，特别是与呼吸练习相关的部分。

所有冥想技巧的核心在于，让身心专注于当下，通过感知，体验此刻的存在。你将学会如何安于当下，学习感知，而不带任何评判。

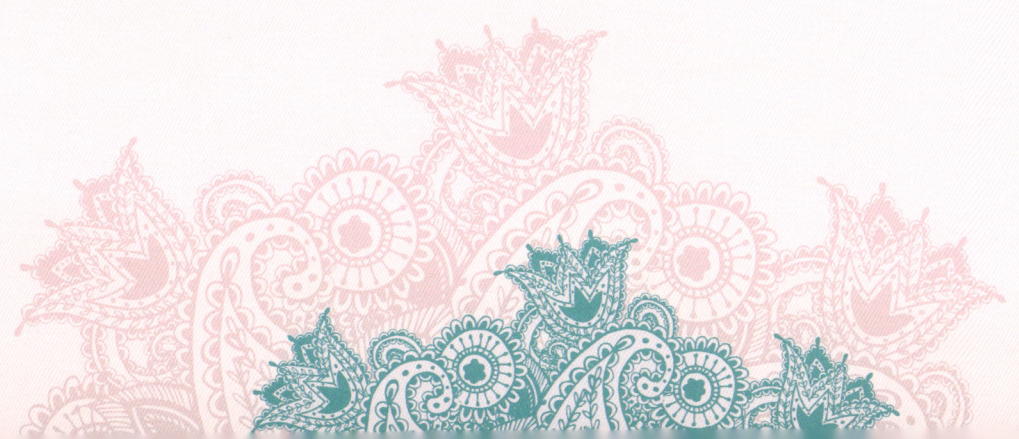

我从未尝试过

你可能对冥想的好处早有耳闻，周围的朋友对此也赞不绝口，你期望能从中受益。不论你是为了给自己预留一段时光、提高专注力、激发创意，还是为了减压，现在正是开始的最佳时机！即便你完全没有经验，也可以循序渐进，逐步上手。

① 什么时候适合冥想？

选择一天中**宁静的时刻**。只需5分钟，当然最好10分钟，用来阅读这一部分。找到一个计时器和一个安静的地方，并且有意愿开始。没有真正内在的动力，冥想是不可能完成的。

② 如何坐下来开始？

1. 选择舒适的坐姿：无须强迫自己盘腿而坐（除非你觉得很自然），只需坐在椅子上，别靠在椅背上即可。挺直脊柱，头顶向上延伸，想象耳朵远离肩膀。姿势**不要僵硬**，可以缓慢地转动头部，先往一个方向，然后是另一个方向，放松后再定住姿势。

2. 放松面部：先紧绷鼻周全部肌肉，屏住呼吸，然后用鼻子呼气，彻底放松所有肌肉，尤其是眉心和下颌——有些人这两个区域往往长期紧绷。嘴唇可以微微张开。

3. 双脚平放在地面：踩在地面上。

4. 双手放在大腿上：手心向下或向上，按个人喜好。

切换频道！

- 冥想初学者最大的挑战在于注意力容易分散。我们会胡思乱想，无法入定。思绪飘忽不定，陷入循环。

- 请不要因此而责备自己。只要你在尝试，这就已经很棒了！冥想的关键在于不要执着于那些浮现的念头。观察它们，留意自己在想些什么，关心的主题是什么，仅此而已。然后，轻轻放下这些念头，就像换掉一张唱片那样简单。

➡ 你现在舒适地坐在椅子上，背部挺直，面部、肩膀和双手都放松了。你已经处于第一个冥想姿势了！

❸ 现在，真正开始！

现在你已经了解了冥想的最佳时机和正确坐姿。

➡ **接下来要做的：** 设置一个5分钟的计时，铃声要温和，以免打断平静的状态。如果用手机，请放远一些，避免频繁查看屏幕。不要被外界诱惑干扰！不要让自己睡着或胡思乱想。练习的目的是保持当下，并感知发生的一切。

坐回原位，挺直背部，放松面部和双手，双脚稳稳地踩在地面上。调整姿势，感受身体的每个部位，确认舒适后开始5分钟的冥想并保持感知。

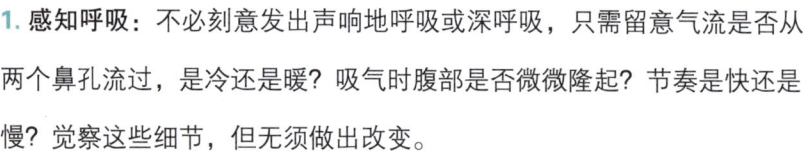

1. **感知呼吸**：不必刻意发出声响地呼吸或深呼吸，只需留意气流是否从两个鼻孔流过，是冷还是暖？吸气时腹部是否微微隆起？节奏是快还是慢？觉察这些细节，但无须做出改变。

2. **感知身体**：是否想要抓痒、擤鼻涕或做手势？有没有感到哪里疼痛？尽量保持姿势稳定，但不要僵硬，你可不是一座大理石雕像。坐着可能会不舒服或拘束，但绝不应该感到痛苦。如果你想动，那就一次性动完，然后重新找到一个平和、安静的姿势。

3. **感知情绪**：觉察自己是感到愉悦，还是相反地感到无聊、悲伤、烦躁、挫败，或者也许没有特别的情绪。只是感知它们的存在即可。

记录第一次冥想体验

- 我是否坚持了5分钟?　　　□ 是　　□ 否
- 我是否留意了自己的呼吸?　□ 是　　□ 否
- 我是否留意了自己的情绪?　□ 是　　□ 否
- 经过这次冥想，我感受到了哪些情绪?　_____
  _____

- 我心中流露出什么情绪?　_____
  _____
  _____
  _____

- 冥想过程中是否遇到困难?　□ 是　　□ 否
- 我是否愿意明天继续尝试?　□ 是　　□ 否

练习**呼吸**

冥想和舒缓瑜伽需要我们保持专注，集中注意力。呼吸练习有助于我们找到与自我的联结。呼吸无疑是最自然的事情之一，我们无须思考便会呼吸。但在这些练习中，我们特别关注这个简单而自然的动作。

呼吸，通常被视为生命的气息，是瑜伽和冥想练习中不可或缺的一部分。

① 腹式呼吸

腹式呼吸可以在洗澡时、失眠时、在地铁或公交车上感到压力时、在办公室放松时，甚至在看电视时进行。

➡ **腹式呼吸的益处**：这种呼吸方式能让人放松，为消化器官腾出空间，是在紧张时能迅速为你提供帮助的有效技巧。

1. 初学时，最好坐着练习这个放松的技巧。

> 让自己放松！
> 解开裤子的第一个扣子，让腹部有更多的空间，腹部经常需要这样的放松！

2. 在吸气时，慢慢且充分地鼓起腹部，呼气时将肚脐靠向脊柱，同时腹部慢慢内收。

3. 随着呼吸的节奏，让腹部膨胀与内收。

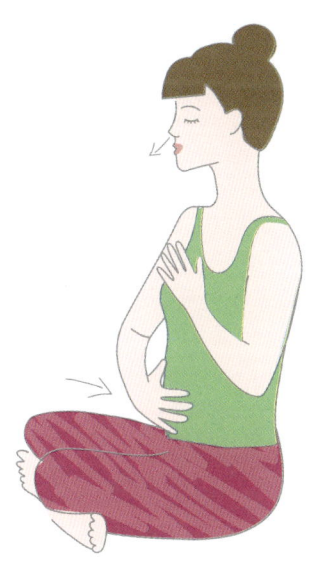

② 完整的"瑜伽呼吸"法

当你掌握了腹式呼吸后，可以进一步练习完整的呼吸法。

➡ **瑜伽呼吸的益处**：它令人放松和平静，使大脑进入专注状态并恢复活力。

1. 站立、坐着或躺下，深深地吸气，然后通过鼻子慢慢呼气。

2. 一手放在胸部，一手放在腹部。

3. 吸气时，感受空气通过鼻腔进入，开始鼓起腹部（第1阶段），使空气进入扩展的胸腔（第2阶段），然后填满胸腔的上部（第3阶段）：气流像海浪一样涌入胸腔。

4. 呼气时，气流先从腹部流动，再到胸腔、喉咙，最后通过鼻孔流出。

5. 继续吸气和呼气。手放在胸部和腹部，帮助你感知呼吸的流动，并可以适当施加轻微的压力。

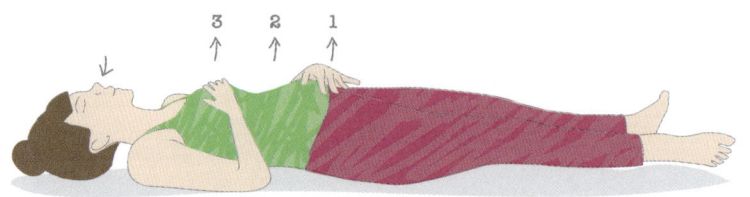

> **思考一下！**
>
> 就像风能清除空气中的烟雾和杂质，调息①（Prāṇāyāma）则能帮助清除身体和心灵的杂质。
>
> ——B. K. S. 艾扬格②

③ 乌加依呼吸：发出声音的呼吸

➡ **乌加依呼吸的益处：** 这种带声音的呼吸有助于我们在走神时迅速稳定当下的意识，能有效提升专注力。当瑜伽的练习过于剧烈时（在舒缓瑜伽中不会发生这种情况），或者当思绪开始游离时，这种呼吸很有帮助！声音能帮助我们避免进入空想或身体紧张。

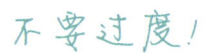

不要过度！
呼吸可以稍显粗重，但旁边的人几乎听不到。

---

① 调息：一种呼吸控制的练习。
② B. K. S. 艾扬格：印度著名瑜伽大师，以其创立的艾扬格瑜伽体系而闻名于世。

1. 保持舒适的坐姿，可以坐在瑜伽砖或瑜伽垫上，双腿交盘，也可以坐在椅子上。头顶朝向天空，放松肩膀和面部，将双手放在大腿上。

2. 感知你的呼吸，通过鼻子自然地呼吸，无须做出任何调整。

3. 吸气时，让空气轻轻摩擦上颌发出声音，想象它顺畅地通过你的喉咙后部。

4. 有声地呼气：让气息上升，始终保持在喉咙的后部。

几个小技巧能帮助你更好地理解这种呼吸：舌尖轻抵上颌，轻微闭合声门，仅留一丝气流通道。你可以通过想象来帮助理解："试图用闭着的嘴在玻璃上呵出雾气"。大概是这种呼吸发出的声音！你也可以想象，吸气时空气像一股细流缓慢流过喉咙，然后在呼气时像水流回溯。

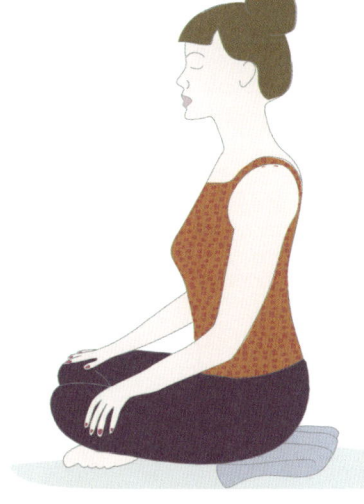

在瑜伽中，除非另有说明，否则应保持鼻呼吸。

练习呼吸

④ 蜂鸣式呼吸

➡ **蜂鸣式呼吸的益处**：这种呼吸和发声练习有助于集中注意力并放松。

1. 保持舒适的坐姿，放松面部肌肉，伸直脊柱，头顶朝向天空，双手放在大腿上。

2. 发出**蜂鸣声**，嘴巴闭合，制造一种沉闷的**振动声音**。

3. 将这个声音在颅骨内**扩散**，仿佛你在脑海中操控它，让它遍布整个头部空间。

4. 重复2~3次，每次1~2分钟，呼吸通过鼻子进行。

5. 每次练习后，深呼吸，并感知自己的思绪、感受和情绪。

你可以想象自己躺在山间的吊床上，坐在湖边，看着蜜蜂在野花丛中采蜜……

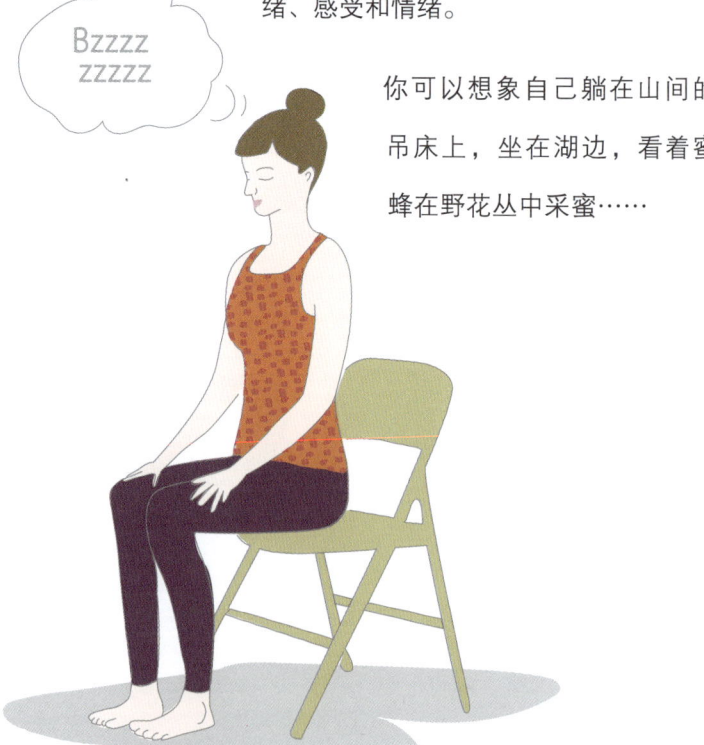

不要自我评判！

自我评判意味着给自己带来不必要的痛苦。那么，如何停止自我评判呢？

1. 认识到你在自我评判。

2. 学会积极地对待自己。当你想对自己进行评判时，问问自己："如果是对待朋友，我会这样做吗？"如果答案是否定的，那就不要对自己这样做。

⑤ 交替呼吸（anuloma viloma）

吸气和呼气始终是从同一侧的鼻孔进行的。

➡ **交替呼吸的益处**：这种呼吸具有使人平静、放松、舒缓的效果，非常适合在你准备进入冥想状态时采用。

➡ **准备**：事先清理鼻子，以免在练习过程中感到不适。将右手放在正确的位置，即正确的手印（Mudrā）：弯曲右手的食指和中指。拇指和无名指交替堵住鼻孔。左手放在大腿上。

1. 用左鼻孔吸气，同时用右手的拇指堵住右鼻孔。

2. 移开拇指，通过右鼻孔呼气，同时用右手的无名指堵住左鼻孔。

3. 继续用右鼻孔吸气，不改变手的位置。

4. 用右手的拇指堵住右鼻孔，移开无名指，通过左鼻孔呼气。

5. 重复这套手势2~3分钟。放松肩膀,避免肩部紧张。想象气息如同爬山一般从一只鼻孔流向另一只鼻孔,然后再下山。

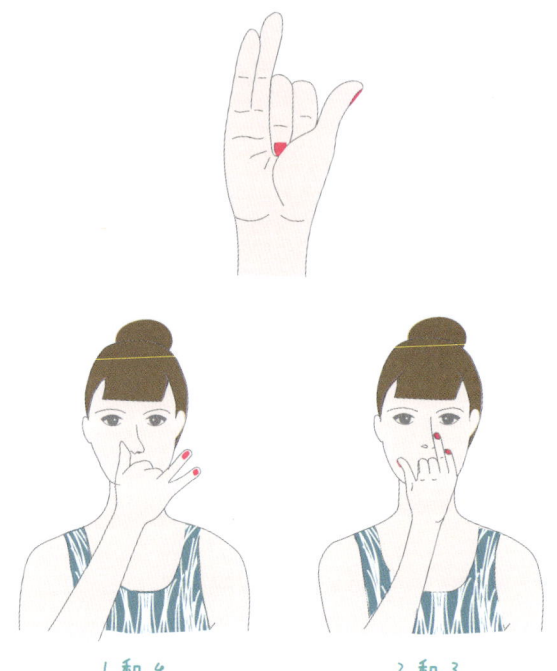

1和4　　　　2和3

➡ 进一步练习

当你对交替呼吸变得熟悉时,可以延长吸气和呼气的时间,分别用4个节拍吸气,再用4个节拍呼气。

• **你也可以屏住呼吸。** 在吸气末尾,暂时屏住呼吸几秒,然后再呼气。这种屏气应保持温和:不要用力,不要在释放手指时发出剧烈的呼气声。

• **不用手的情况!** 通过一些练习,你甚至可以在不用手堵住鼻孔的情况下进行此练习。

安于当下

冥想的要义在于活在当下。全身心驻留此时此刻，不思虑未来的事情，完全享受此刻！活在当下就是不让思绪分散，不反复地思考同样的事情。活在当下，也意味着不同时做多件事。说起来容易，做起来难，因为当下是如此短暂！它刚出现，就已经消失了。那么，如何才能"全然觉知"地活在当下呢？

冥想时发生了什么？

冥想者的静止姿态只是表面上的，身体和心灵中却有许多事情在发生。身体并不是僵硬不动的，而是随着呼吸的节奏在轻微地运动（但并不是悄悄打瞌睡）。

为了保持冥想状态，你需要：

- 呼吸！
- 感知自己体内发生的事情：思想、情绪、身体感受。问问自己："我此刻的感受是什么？"

- 你还可以通过山式做可视化练习。想象你通过脚掌吸气，空气在体内流动，然后在呼气时从头顶释放出来。你也可以想象吸气时空气通过手掌进入体内，在呼气时从肚脐释放出来。

山式（tāḍāsana）

山式帮助我们学会如何真正地站立，如何保持一个既稳固又灵活、既稳定又开放的姿势。这个瑜伽体式看似简单，却至关重要，必须按照正确的方法练习，遵循一系列对齐原则，才能让关节和肌肉群处于恰当的位置。

➡ **山式的益处**：练习这个站姿可以让我们真正地感受到自己。山式会带来宁静的力量，可以帮助我们稳定身体和心灵，纠正体式上的错误。

➡ **保持时长**：保持山式3~5分钟，保持深长的呼吸。

1. 站立，体重均匀地分配在两腿上，双臂自然垂放在身体两侧。

2. 保持下背部的**自然弯曲**，既不要过度放松，也不要挺直。你可以将手放在髋部，轻轻地将骨盆向前倾，再向后倾，以找到最自然的姿势。收紧腹部，使其保持紧实，轻轻将肚脐向脊柱方向内收。

3. **双脚分开**与髋部同宽。脚趾指向前方，脚掌不要紧绷，双脚底的四个支撑点分别是脚跟和脚趾下方。**脚踝与膝盖对齐，膝盖与髋部对齐**。

4. **放松面部**：先收紧面部的所有肌肉，然后在呼气时放松。避免耸肩，保持颈部和肩部放松。

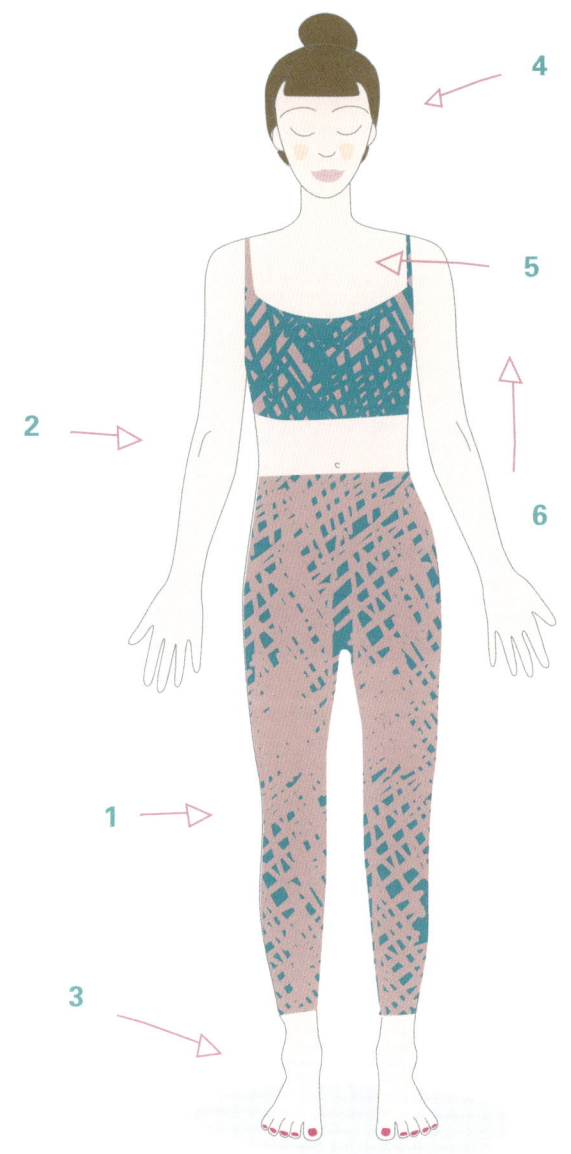

安于当下

25

5. 胸腔要完全打开，确保胸腔的前后和两侧都能充分打开。轻柔地将肩膀向后转动，保持**掌心**朝前，手指灵活。

6. （**脊柱**）**向上伸展**！头顶向天空延伸，保持体式中的自然呼吸。

聚焦正念

"正念冥想"这一术语源自英语"Mindfulness"，指的是专注于当下的艺术，感知我们内心发生的事情，而不加评判。

感知而不评判

在瑜伽的静默练习中，很多事情都在发生！

我们可能以为身体和心灵是完全安静和静止的，但事实上，头脑常常很活跃，有时身体也在努力保持放松。在舒缓瑜伽和冥想中，我们唯一需要做的就是感知自我。冥想时，你是在感知，或者说，是在倾听自己。

① **我感知到什么？**

1. 感知你的身体：我的肩膀或髋部是否疼痛？我的膝盖是否僵硬？我是否正在消化食物？

2. 感知你的情感：我是感到开心、平静、兴奋，还是无聊、愤怒、悲伤（不管原因是什么）？

3. 感知你的思绪：我的思绪是否在试图抓住脑海中飘过的每一个念头和要做的事情？为了放松自己，感知这些浮现的念头，让它们自然流走。想象一片蓝天（代表你的心灵），被云朵遮蔽（代表你的思绪），有些云朵是大而圆的、白色的、愉快的，而有些则是黑色的、充满威胁感的。不要试图追随它们或赋予它们过多的意义，只需注意它们的存在，然后看着它们消散，直到那片宁静的蓝天重新显现出来。

② 仰卧束角式（supta baddha koṇāsana）

仰卧束角式非常适合培养无评判的感知态度。

➡ **仰卧束角式的益处**：这个体式可以让你的喉咙、胸腔和骨盆打开。虽然仰卧束角式是一种修复的体式，但是从积极的角度看，它是一种**接纳**。它具有极大的被动性，是一个非常放松的体式，能够让人"充电"、恢复精力。这个体式可以在没有任何辅助工具的情况下进行，但这里提供的版本包含了几种辅助工具，以便达到深度放松。

➡ **辅助工具**：2块瑜伽砖 + 1个瑜伽抱枕 + 1条毯子 + 1条瑜伽带。

➡ **保持时长**：保持体式5~10分钟。你应该不会感到下背部疼痛，如果一开始就感到不适，需要调整瑜伽抱枕的位置；如果几分钟后下背部的拉伸感过强，可以侧身退出体式。

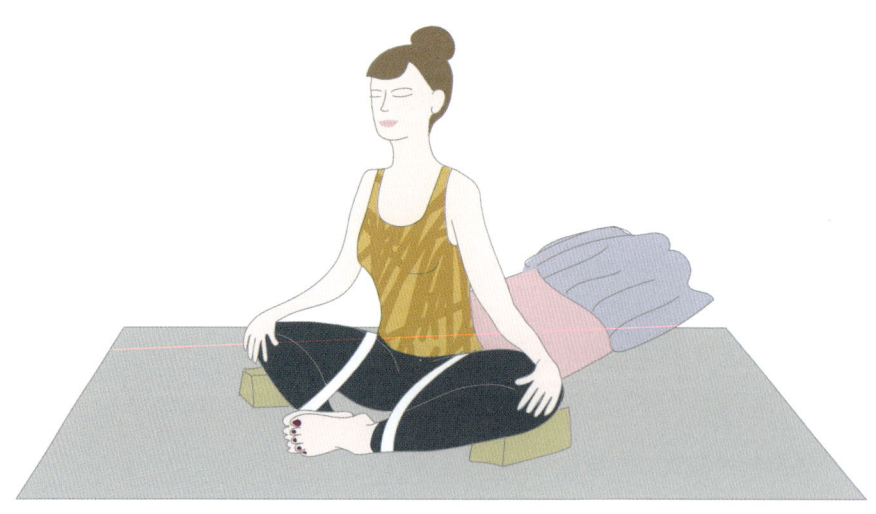

1. 准备好辅助工具：将一条对折的毯子放在支撑枕的末端。坐在瑜伽垫上，在瑜伽抱枕前侧（毯子在另一侧）。将扣紧的瑜伽带绕在双脚和髋部，并拉紧。

2. 将脚跟和脚掌相对，膝盖自然向两侧展开，双腿呈菱形。将两块瑜伽砖分别放在大腿外侧下方。膝盖放松，双腿没有紧绷感。根据需要调整瑜伽带。

3. 调整好坐姿，使身体靠近瑜伽抱枕，然后躺下来。确保自己舒适，瑜伽抱枕应该放在胸的下部，避免下背部过度弯曲。将头放在毯子上。

4. 打开双臂，肩膀和胸腔放松，双臂自然放在地面上，掌心朝上。

5. 在这个体式中冥想。呼吸要柔和平静，不要强迫自己做深长的呼吸。你胸腔的前部和侧面有足够的空间呼吸，喉咙放松，面部放松。在每次呼吸中，注意保持面部肌肉的放松。

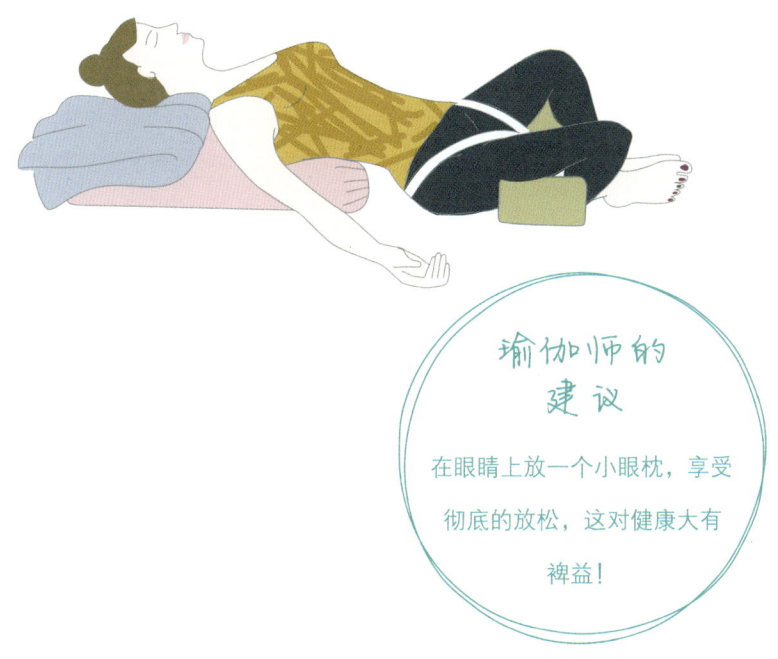

瑜伽师的建议

在眼睛上放一个小眼枕，享受彻底的放松，这对健康大有裨益！

带着积极的意念冥想

在开始冥想瑜伽（或一般意义上的冥想）之前，选择一个意念——心意、愿望或祈祷——非常重要，它会为我们在瑜伽垫上的练习注入正向的能量。这样做的好处是，这个意念不再局限于瑜伽垫上，而会延伸到我们日常生活的其他方面！换言之，我们在冥想瑜伽中选择的意念，将会被带入一整天，成为生活的一部分。

① 如何正确地选择意念?

1. 在一个体式中停留几分钟（以婴儿式为例，这个体式有助于内省，但你也可以试试其他体式），呼吸，专注当下。

2. 头脑中自然浮现出一种美好**品质**，那是你希望培养的积极品质。不要勉强，顺其自然，让想法自然地浮现。

3. 将这种品质**用简短的句子**表达出来，类似一句曼陀罗（mantra），它便是你的意念。

➡ **注意**！意念不是目标。目标通常是可以量化和评估的，比如"我要变得更加柔软""我要做出这个瑜伽体式""我要每周做三次瑜伽"。目标背后常常包含成功或失败的评判,这在瑜伽中并不适用。把意念看作培养自己内在品质的方法!

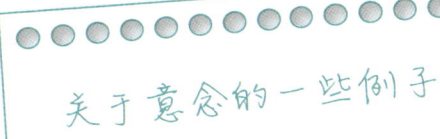

关于意念的一些例子

✓ "我带着微笑练习。"
✓ "耐心,耐心,耐心。"
✓ "我将注意力集中在积极思维上。"
✓ "我放下所有的负担。"

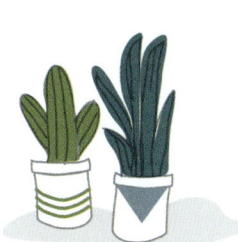

② 婴儿式(balasana)

➡ **婴儿式的益处**:在这个体式下,我们感到安全,内心宁静,仿佛被保护起来。从身体层面上看,婴儿式是一种舒缓的体式,放松颈部并拉伸脊柱。

➡ **保持时长**:2~4分钟。

➡ **辅助工具(可选)**:1~3块瑜伽砖+1条毯子。

1. 跪坐在地面上,双手放在大腿上。大脚趾相触,脚跟自然向两侧分开,双膝分开与躯干同宽。如果感觉不适,可以在臀部和脚踝之间垫上1~2块瑜伽砖。

> 在一天中休息几次，用来重温自己积极的意愿。也可以将其写在便利贴上，贴在电脑附近或记在笔记本上。

2. 吸气时，延展脊柱向上；呼气时，身体前倾，将腹部放在大腿内侧，保持脊柱伸展。额头触地，闭上眼睛。为了更舒适，你可以在额头下方放一块折叠的毯子或一块瑜伽砖。双臂自然放松在身体两侧，不要有任何紧绷感。

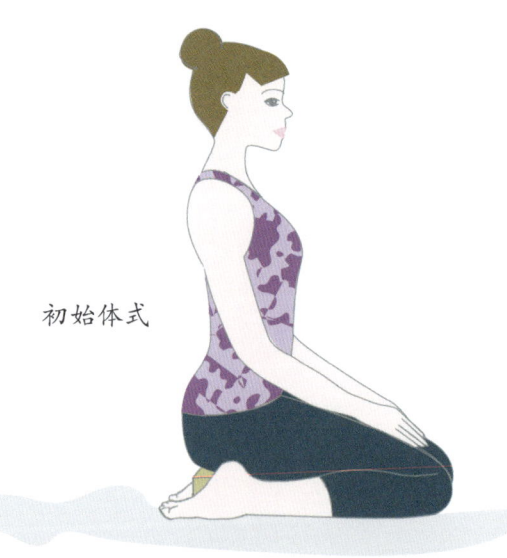

初始体式

3. 吸气时，感受腹部隆起，紧贴大腿，同时感觉肩胛骨向两侧展开，拓宽上背部的空间；呼气时，感受肚脐向脊柱靠拢，肩膀放松。

4. 在几次呼吸之后，**让意念自然浮现**。保持这个体式2~4分钟，呼吸均匀，重复你的意念。

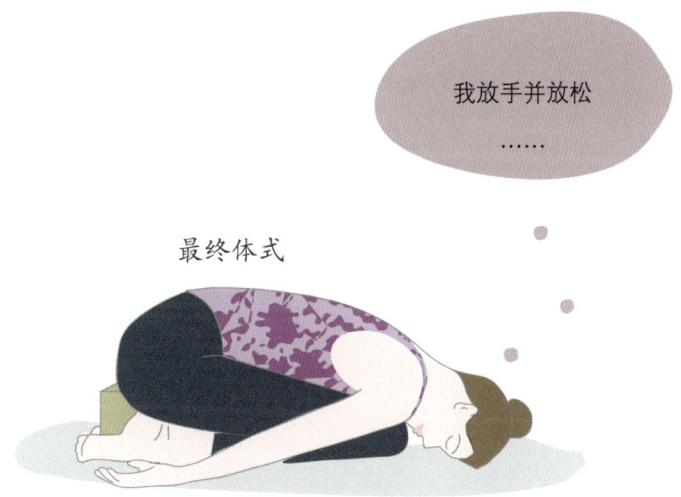

最终体式

我放手并放松……

➡ **退出体式：** 保持眼睛闭合，慢慢卷动脊柱，抬起上身。双手轻放在大腿上。重复你的意念，然后睁开眼睛。

曼陀罗冥想

曼陀罗可以是声音、词或句子，我们重复念诵它来集中精神，进入冥想状态。反复念诵曼陀罗可以帮助我们快速将注意力集中在一个单一的对象上。有些曼陀罗唱诵甚至能唤起强烈的情感，类似唱歌带来的快乐（即使音不准）或某些旋律带来的忧伤（并非因为唱得不好）。所有这些情感都应被感知和接纳，而不做任何评判。

1 我用梵语曼陀罗冥想

传统曼陀罗多使用梵语，这是一种古老的印度语言。以下是一些常见的曼陀罗及其含义：

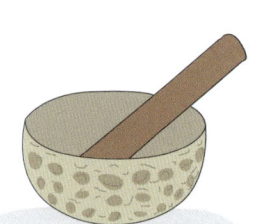

- "Shanti"：和平。
- "Rama bolo"：唱诵罗摩（罗摩是毗湿奴的化身）。
- "Lokah samastah sukhino bhavantu"：愿一切众生，无论居于何方，皆得喜乐自由；愿我之思、言、行，皆为众生福祉与解脱之舟楫。

➡ **音乐响起！**

你可以在科尔坦（kirtan）[①]中唱诵曼陀罗——科尔坦结合了曼陀罗的唱诵形式。如果你想了解一些有名的旋律，可以听听爱尔兰歌手杰克·哈里森（Jack Harrison）的专辑《风越沧海》（*Wind Across the Sea*），或者在网上搜索相关资源。

> 到你了！
>
> 你有什么曼陀罗可以分享？
> _____
> _____
> _____
> _____

2 冥想时，我想使用汉语曼陀罗[②]

广义上说，曼陀罗是一种**正面的讯息**。因此，不必非得使用梵语，可以用汉语，只要选择那些能启发和鼓励你的曼陀罗。

➡ **一些曼陀罗的例子**

- "我活在当下，感受每一刻。"
- "完美只是幻象。"

---

① 科尔坦（Kirtan）是奉爱瑜伽的一种练习，采用领唱和跟唱的形式。主要通过音乐来打开心扉，舒缓身心，并体验与他人一起唱诵的喜悦。因其普及性和易参与性，在当代冥想和放松活动中应用非常广泛。
② 此书原文为法语，此处原为"冥想时，我想使用法语曼陀罗"，译者将"法语"改为"汉语"。

> **你知道吗？**
>
> 冥想往往会以藏式铜钵或藏式钹的声音结束。这种声音会达到安抚的效果，标志着冥想的结束，也意味着我们将回归到"日常"的生活中。

- "选择始终在我手中。"
- "跌倒了，我会重新站起来。"
- "珍惜此时此刻。"
- "对自己温柔，对他人慈悲。"

冥想时，你可以设定一个时间段（5分钟、10分钟或20分钟），专注于冥想这个信息，你可以重复这句话，在两次重复的间隙，保持呼吸的平稳，关注自己当下的感受。

③ 冥想时，我唱"om"

"om"或者"aum"由三个音组成："a""u""m"，发音时产生一种振动。在某些瑜伽传统中，世界被认为是由"om"这一声音的振动而产生的，当我们反复念诵它时，仿佛回归了世界的本源。来试试看吧！

1. 保持舒适的坐姿，脊柱和头顶向上延展，面部放松，双手放在大腿上，吸气，然后在呼气时发出"om"的声音，唱颂三遍。

2. 试着再大一点声发出"om"的声音，感受它在喉咙、胸腔甚至全身内的振动。享受每次"om"之间的静默，静默也是曼陀罗的一部分。

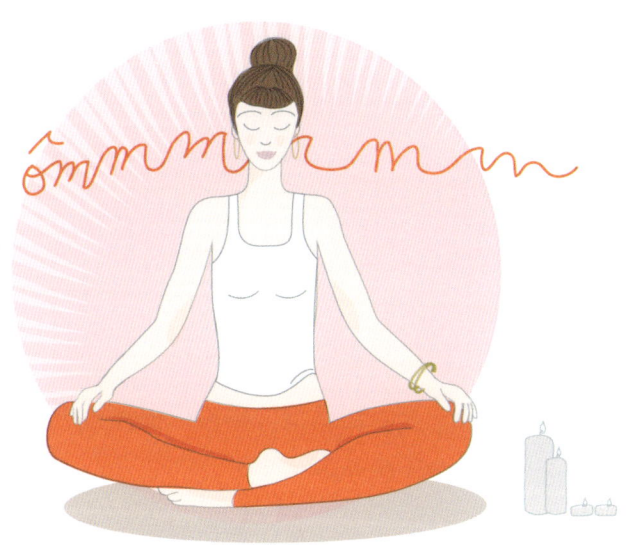

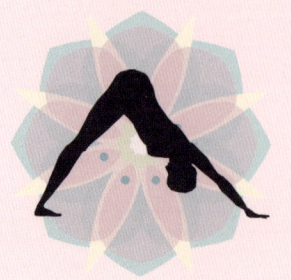

舒缓瑜伽
学会放手

  现在你已经了解了一些冥想的基本原理。

  接下来我们将开始一套舒缓瑜伽的练习，遵循冥想的原则：活在当下，不做评判，选择合适的意念。

  接下来的舒缓瑜伽练习，主要集中在拉伸动作上，它有助于放松与释放压力。

  放松，就是不再执着于不必要的东西，释放身心的压力。

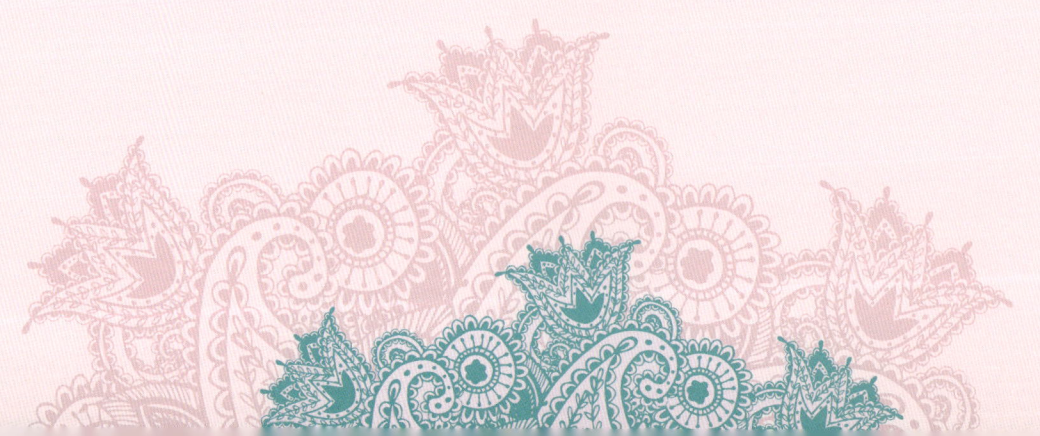

通过简化拜日式热身

这套动作没有完全涵盖经典拜日式的所有动作。动作更简化，时间也更短。通过慢慢重复这些动作，在几分钟内进入冥想状态。这套动作不仅能帮助伸展和热身，还能放松身心。

1.山式（见第24页）

站立，体重均匀分布在双腿上，双脚牢牢站定在地面上，延展脊柱向上。吸气，呼气。

2.双臂向上伸展

慢慢吸气，双臂向上伸展，贴近耳朵。保持指尖活跃，掌心相对，下巴微微抬起。

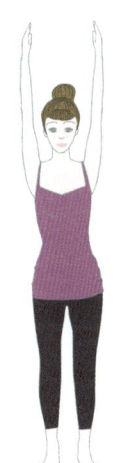

3.站立前屈

在呼气时,弯腰向前,双手放在小腿前面或地面上。

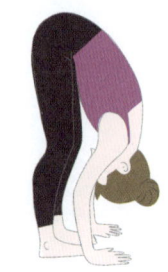

4.背部伸展

吸气时,挺直脊柱,抬头向前看,保持背部平直。坐骨向上抬起,双腿保持稳定。

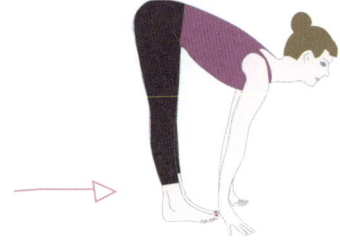

5.站立前屈

再次呼气时,弯腰向前。若双手无法触及地面,可以将双手放在瑜伽砖上,或将手掌放在小腿前。

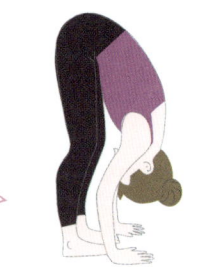

6.双臂向上伸展

慢慢吸气时,一节一节地展开脊柱向上,站直身体,双臂再次向上伸展。

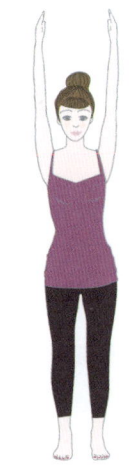

7. 祈祷式

吸气时,将双手合十放在胸前。

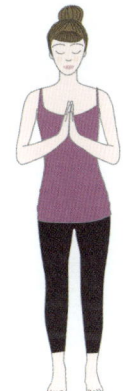

重复以上动作6~10次,随着呼吸节奏进行。

减轻压力

在众多开始练习瑜伽的理由中，想要减轻压力的愿望位居前列。瑜伽不倡导参与者之间的竞争，甚至不倡导与自己的竞争，而是将身心的舒适和自我尊重作为其核心哲学，这也是减压的良好起点。某些瑜伽体式能让我们更好地进入放松状态，有效减轻压力，肩倒立和犁式就是典型的体式。

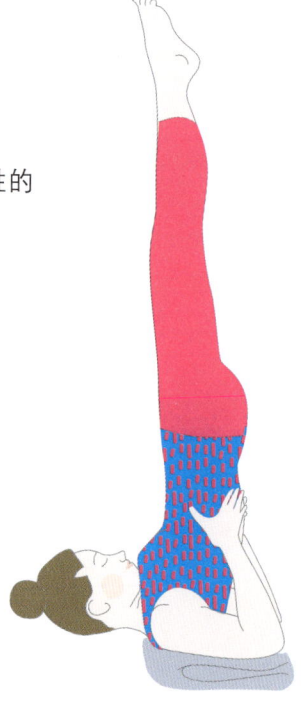

① **肩倒立（sarvāngāsana）**

➡ **肩倒立的益处**：这是瑜伽中最具代表性的体式之一，有助于深度放松。

➡ **注意事项**：有颈椎问题的人应避免做此体式。

➡ **辅助工具（可选）**：可选用一条毯子来增加舒适度，避免压迫颈部。

1. 仰卧在地面上，肩部下方放毯子，放松，呼吸；双臂放在身体两侧，掌心朝下。

2. 弯曲膝盖，将它们拉向胸部和面部。吸气时，将双腿**垂直抬起**。

3. 提起骨盆。曲肘双肩夹紧，双手**支撑背部**，双肘贴地（避免肘部分开太大）。

4. 双腿伸展向天花板，伸展身体，双腿保持垂直。**保持颈部和头部稳定**。专注于呼吸。

毯子管理！

将毯子折成两层，放在肩部下方，不要放在颈部或头部下方，毯子的边缘应在肩部与颈部之间。

谨慎的瑜伽练习者事半功倍！

这些体式没有固定的练习时长，应根据个人感受来决定。对某些人来说，保持3~4分钟的肩倒立，再做2~3分钟的犁式是舒适的；但对另一些人来说，这样做可能存在受伤的风险。在练习肩倒立和犁式时，尤其需要注意自己的身体感受，不要停留在让你感到紧张或疼痛的体式中。

❷ 犁式（halāsana）

➡ **犁式的益处**：犁式可以与肩倒立结合，这个体式有助于带来内心的平静，也是一个非常好的脊柱和下背部伸展练习。

➡ **注意事项**：如果有颈部问题，应避免练习此体式。

➡ **辅助工具（可选）**：1 条毯子。

1. 从肩倒立开始，慢慢地、有控制地将双腿向下落，尝试将双脚放在头部后方的地面上。如果双脚能接触到地面，翻转脚趾，脚掌蹬地。

2. 继续用双手支撑背部，肘部贴地，肩胛骨彼此靠近。保持自然呼吸，沉浸在这个体式中。

退出体式：将膝盖弯曲靠近头部，慢慢松开双手，释放对背部的支撑。双臂放在身体两侧，有控制地将脊柱一节一节地落向地面。完全躺平后，静静地躺一会儿，感受身体的放松。

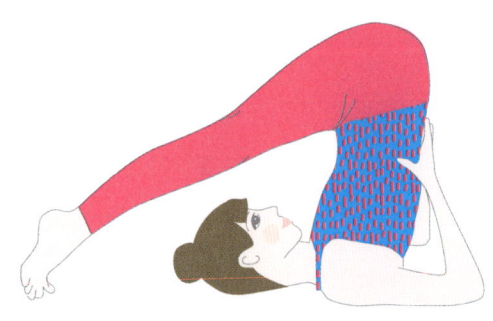

培养自信

平衡体式有助于培养自信，特定的冥想瑜伽体式尤为如此，尤其是那些能让人轻松保持数分钟的体式。英雄式正是一个能够显著提升自信心的瑜伽体式。

英雄式（vīrāsana）

英雄式有多种坐姿变体：这个体式意味着平静而专注，在感知的同时准备好行动。

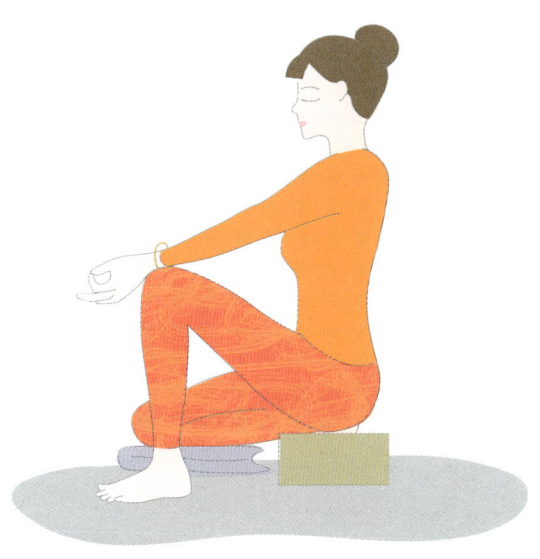

➡ **英雄式的益处**：这个体式带来宁静的感觉，挺直的脊柱向上延展，放松的体式有助于培养内心的平和与自信。

➡ **辅助工具**：1~2块瑜伽砖、1条毯子

➡ **保持时长**：5分钟。

1. 先跪坐在地面上，脚趾指向地面。将左脚向前迈一步，接着将一块瑜伽砖放在左侧臀部下方，左膝位于左脚踝正上方。

2. 右腿保持不动。可以在右膝下方垫一条毛毯，以避免膝盖或脚趾感觉不适。

3. 将左手放在左膝上，前臂和手掌朝上，保持自然放松。将左手的拇指和食指相连接，形成一个圈，其余三指保持自然放松，完成**手印**。

> 注意膝盖不适！
> 请在地上垫一条毯子，根据需要用1~2块瑜伽砖抬高臀部，以确保这个体式不会造成疼痛。

4. 头顶朝向天空，延展脊柱。目光温和且坚定，就像一位自信的英雄，知道自己该做什么，并心怀善意。

5. 经过10次缓慢而平和的呼吸后，换另一边。弯曲左膝，将瑜伽砖放在右臀下，右脚向前跨一步，重新调整手臂，完成手印，并在此体式中保持呼吸。

> **玛蒂尔德的分享**
>
> 在我开始练习瑜伽后,瑜伽给我带来的意外效果是增强了我的自信。我的身体变得更灵活,站姿更稳固,心态更平和,处理事情的方式也更从容,自信心逐渐滋养了我。

➡ **手印(Mudrā)是什么?**

手印指手的姿势,在英雄式中运用的手印被称为"智慧手印"(gyan)。它代表智慧,在某些瑜伽传统中与位于会阴部附近的根脉轮相通,这个脉轮象征着稳定和基础。根脉轮平衡意味着根基稳固,可以带来自信和内在的力量。

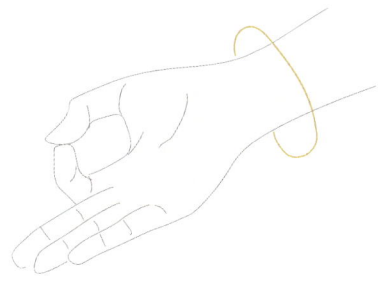

➡ **冥想时眼睛应该闭着还是睁着?**

没有绝对的规则。

闭上眼睛有助于集中注意力,适合那些容易分心的人,但也有可能使其陷入自己的思绪中或者睡着。

保持眼睛睁开，或微微睁开，凝视前方的某个点，能够将注意力固定在一个具体的物体上。如果保持眼睛睁开，可以观察目光的去向。

在英雄式中，倾身向前，目光柔和，既坚定，又温柔。

（练习时）你可以在睁眼和闭眼之间切换，找到最适合你的冥想方式。

平息内心的喧嚣

> **思考一下!**
>
> 有时候，我们会发现我们太喜欢自己的思绪，以至于不愿让它们离开。似乎观看自己的内心戏，比让自己的意识回到当下更有趣。
>
> ——佩玛·丘卓[1]

如果只要站上瑜伽垫就能让我们平静下来并掌控自己，那该多好啊！然而，瑜伽垫并不是魔法垫。瑜伽体式看起来平静如水，实际上却像是头脑深处的风暴，并非瑜伽大师展现出的泰然禅定的样子。

让内心的嘈杂声平息下来，确实是一大挑战。玛蒂尔德的一位瑜伽老师凯特兰给了她一个秘诀：每当杂念涌现时，就让它停下来。只需轻轻说一声："停！"这个方法简单，不妨一试。

---

[1] 佩玛·丘卓：Pema Chodron，在世界各地支持冥想修行。

半鸽子式（ārdha kapotāsana）

➡ **半鸽子式的益处**：这个臀部打开的体式，有时会引发情感和思绪的波动，尤其是在拉伸感受非常强烈的时候！此时，我们要尽力避免内心的喧嚣蔓延。

➡ **辅助工具**：1条毯子＋2块瑜伽砖。将毯子卷成一个圆柱形，并准备两块瑜伽砖放在垫子旁边。

➡ **保持时长**：每侧保持5分钟。

1. 从坐姿开始（任意坐姿），**右腿伸展到身后，脚尖指向地面**；左腿弯曲。胫骨尽量平行于瑜伽垫的前端（可以不完全平行，但尽量为之）。

2. 为了让骨盆朝向瑜伽垫的前方，**向前推左髋部**。将毯子放在左臀下方，帮助自己保持平稳（如果骨盆已经完全贴地，就不需要毯子了）。

3. 从胸腔到头顶，**伸展脊柱向上**并在体式中保持呼吸。

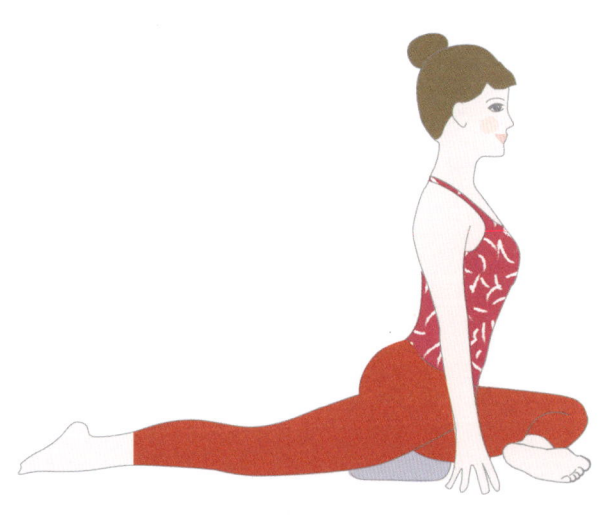

> **到你了！**
>
> 你的头脑中最常浮现的思绪是什么？
>
> ....
>
> ....
>
> ....
>
> 你真的想要在这些思绪上花精力吗？
>
> ....
>
> ....
>
> ....

4. 保持腿部位置，将**上半身前倾**，向地面延伸。你可以在腹部下方放置一块瑜伽砖，另一块放在额头下方。

你可以根据自己的感受决定是否放置两块瑜伽砖，或者只用一块，甚至不用。双臂向前伸展，放在地面上；额头轻触地面（或者轻触瑜伽砖）。

5. 在体式中呼吸，感知身体的感受，不让思绪分散。几分钟后，将双手移回胸腔两侧，恢复坐姿，**换另一条腿**：右膝弯曲，左腿向后伸展。

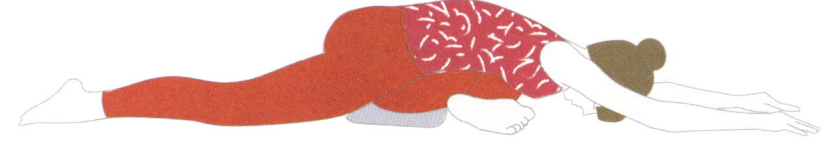

> ## 对自己温柔些！
>
> 柔韧性，或者说缺乏柔韧性，有时是人们初学瑜伽时的一个障碍。很多人常有这样的借口："我太僵硬了，不能做瑜伽。" 实际上，恰恰是瑜伽让你变得更加柔软。在练习瑜伽的过程中，柔韧性逐步提升的过程才是最有意思的部分。请相信自己，通过瑜伽，你可以塑造一个全新的自己，这一切，就从提升柔韧性开始吧。

以**耐心**面对困难

> **瑜伽师的建议**
>
> 在这种交替向前伸展双腿的体式中,有时你会发现一侧比另一侧更容易。记住不要只做容易的一侧,也不要总是从那一侧开始。

以下两种体式可能是本书中最具挑战性的:它们是舒缓瑜伽的深层次体现,能帮助我们感知身体的感觉、思绪和情感。看似简单的体式其实包含大量的细节和精妙的体式调整要求,并且需要柔韧性、力量和平衡性。但别担心,关键是以耐心面对它们。你有一生的时间来完成它们,反复练习!

➡ 保持时长:5~10分钟。

① 加强侧伸展式(pārsvottānāsana)

➡ **加强侧伸展式的益处**:这个难度较大的体式能帮助我们更轻松地面对挑战;从身体的角度看,它能很好地拉伸腿后侧的肌肉。加强侧伸展式有助于提高柔韧性、平衡性和耐力。

➡ **辅助工具**：2块瑜伽砖。

1. 山式站立，左脚向前迈一步。双脚不要在同一条直线上，而应像放在两条平行线上。脚尖指向前方，双腿伸直，但不要收紧膝盖。

2. 双手放在臀部，伸展脊柱，头顶朝天空延展，保持身体的高度。**不要让髋部外展**，髋部始终朝向前方。

3. **上身向前倾**，向左腿方向伸展，保持躯干与地面平行，延展脊柱，使背部尽量拉长。

4. 保持背部伸展，**将双手放在瑜伽砖上**，瑜伽砖放在前脚两侧。保持拉伸1分钟，持续呼吸。

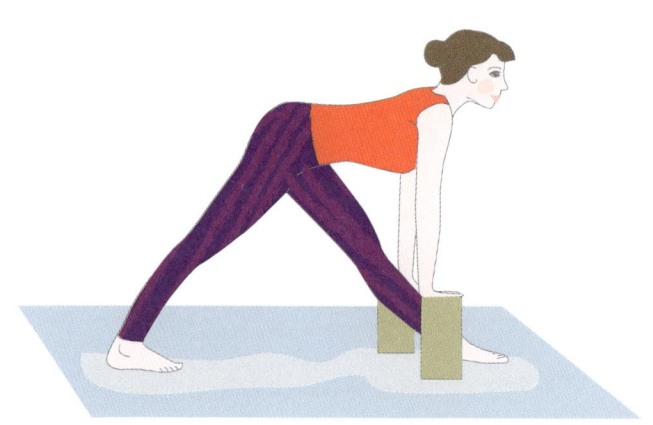

② 三角式（trikoṇasana）

➡ **三角式的益处**：三角式象征着稳定，如同它的几何形状。这一体式帮助我们培养平静和稳定的心态。

➡ **辅助工具**：1块瑜伽砖。

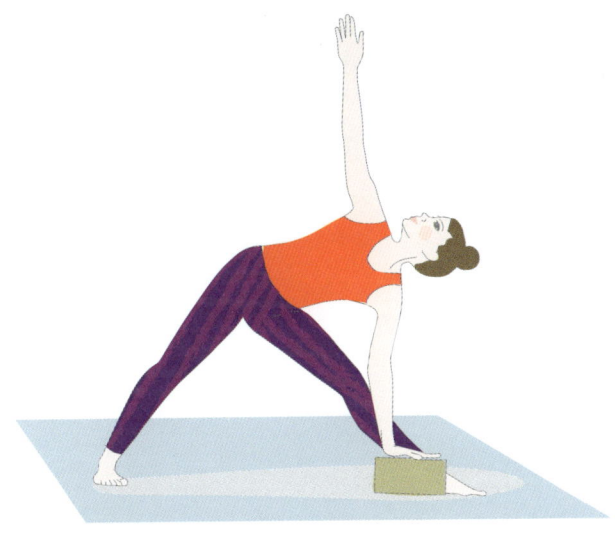

1. 从加强侧伸展式开始，将**左手放在**左脚外侧的**瑜伽砖上**。右脚旋转90度，使其与瑜伽垫短边平行。两脚要稳稳踩在地上，脚趾不要用力抓地，足弓保持自然。

2. 右臂伸向天花板，手指张开保持灵活，**胸部旋转向右，髋部打开**，向右旋转。

3. 视线看向仍停留在地面上的左脚，或者随躯干方向转头朝向右侧。如果觉得舒适，可以将**脸转向上方，朝向右手**。此时你已进入三角式。在体式中保持自然呼吸数次。

4. 将右手放回瑜伽砖（或地面），右脚收回，向前迈至瑜伽垫前端与左脚并拢的位置，进入**站立前屈式**。

5. 深呼吸，然后重复进行加强侧伸展式和三角式的体式，从**另一**侧开始（这次右脚在前）。

注意髋部的位置！

在两种连贯的体式中，要特别注意髋部的放置：在加强侧伸展式中，髋部朝向瑜伽垫前方，之后向下转向地面，而在三角式中，髋部向身体侧面打开。

安抚消化

借助支撑的双腿展开动作，虽不及舞者那般令人叹为观止，却也同样能带给你全身心的舒展。借助瑜伽辅具，这个动作变得更加易于掌握，舒适度也有所提升，让人更加放松。而且，当你被瑜伽抱枕支撑着的时候，腹部的感受会被进一步强化。而下犬式，或称倒V式的体式可能看起来并不符合冥想的传统理念，因为我们的体式是头朝下的，考验着腿部后侧的柔韧性和手臂的力量。正如瑜伽的所有练习一样，要将这一体式转化为一种至高的享受，我们只有通过不断的练习来实现……

① 坐角式 (upaviṣṭhta koṇāsana)

➡ **坐角式的益处**：这种放松的体式非常适合缓解失眠和镇静消化系统。

➡ **辅助工具**：1个瑜伽抱枕＋3条毯子。

➡ **保持时长**：5分钟。

如果你有腹痛，可以在开始之前做腹式呼吸练习（见第16页）：为腹部创造空间，并放松内脏器官，帮助消化。

1. 将两条毯子各自对折成两层，逐一纵向铺满整个瑜伽抱枕。

2. 坐在第三条对折好的毯子上，为了能稳稳地坐于坐骨（坐下时能感受到的骨盆部位的骨头）上并避免向后倾倒，你可以将双手滑到臀部下方，并将臀部的肌肉组织向后拨动。

3. 双腿分开，将覆盖着毯子的瑜伽抱枕放到双腿之间，脚趾朝上。注意不要让双腿靠近。伸展大腿肌肉。

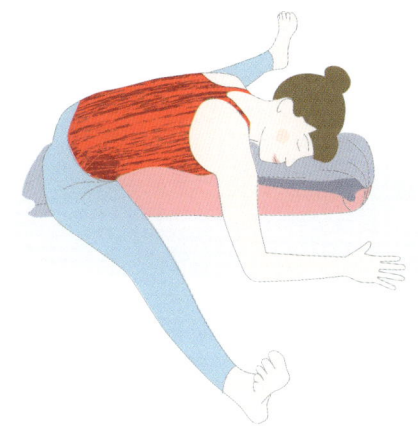

4. 俯卧于毯子上，尽量向前伸展身体。转头向右，双臂在瑜伽抱枕的两侧自然垂放。

5. 放下所有的紧张和抵抗：你被瑜伽抱枕支撑着，无须有任何担忧。跟随呼吸的节奏，感受腹部随着每一次呼吸的膨胀和内收。确保面部放松。在几分钟的呼吸练习后，转头到另一边。

② 下犬式 (adho mukha svānāsana)

➡ **下犬式的益处**：这个体式有助于改善消化，减缓心跳，促进血液循环，从而改善大脑的血液供给情况。

➡ **保持时长**：2~3分钟。

瑜伽师的建议

在这个体式的完整表达中，脚跟应接触地面，如果做不到也没关系，脚跟可以稍微离开地面，膝盖略微弯曲。**关键在于骨盆要朝向天空充分伸展。**

1. 四足跪姿：手腕在肩膀正下方，膝盖在髋部正下方。手指张开，指关节平贴地面，食指指向前方。

2. 翻转脚趾，脚掌推地，抬起骨盆朝向天空，伸展双臂进入下犬式。双臂保持伸直，前臂向前移动，肩胛骨内收，颈部放松，头部置于双臂之间，视线向下；随着骨盆向上抬起，双腿逐渐伸直，尽力将脚跟压向地面。

3. 每次吸气时，延展脊柱和骨盆向上；每次呼气时，感受自己扎根于地面。将注意力集中在腹部，进行柔和的呼吸。

4. 保持5～10次呼吸，然后弯曲膝盖，回到四足跪姿，或者转换为婴儿式。

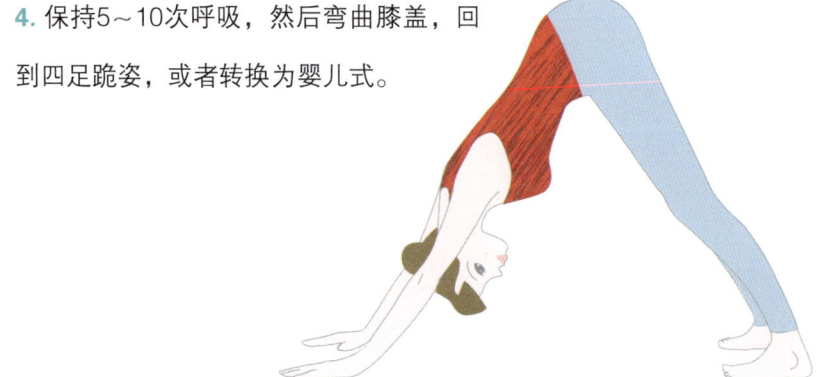

活力香蕉式

这是瑜伽中的"正式"体式吗?也许吧!这个体式甚至没有梵语名称。玛蒂尔德在瑜伽放松课上第一次练习这个体式时,就立刻喜欢上它了。这个体式看似简单,却能带来极大的舒适感。今天我们就来尝试一下,单纯为了放松自己。

> 一种心态!
>
> 瑜伽不是一场比赛,这个非常简单的香蕉式虽然不太适合拍照,但依然非常棒!

香蕉式

➡ **香蕉式的益处**:这是一个简单且放松的体式,轻微的扭转可以拉伸身体的侧面,而且是从头到脚的拉伸!

➡ **保持时长**:每侧5分钟。

1. 平躺在瑜伽垫上,以几次呼吸开始。保持身体其他部分不动,**将双脚移向垫子的右下角,形成一个弧形。**

2. 将**双臂伸向垫子的右上角**，用右手抓住左手腕，拉伸身体的左侧，从胸部延伸至手腕。你也可以将左脚踝交叠到右脚踝上，进行更大的拉伸。

3. 此时，你呈现出一个弯曲的姿势，就像一根香蕉。随着呼吸，在轻微的扭转中感受整个左侧的拉伸。

4. 保持这个体式几分钟后，将双腿收回到瑜伽垫的中间，双臂放到身体两侧，深呼吸，留意身体的感受。

5. 换另一侧进行：将双脚移向垫子的左下角，将双臂伸向垫子的左上角，继续均匀自然地呼吸。

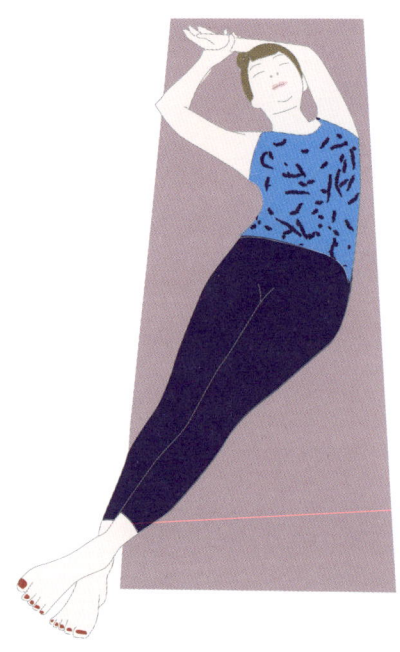

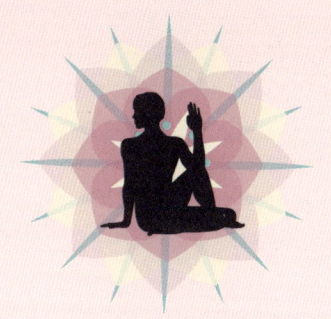

舒缓瑜伽
让我放松

  一个完全放松的身体，能更好地进入宁静的冥想状态。

  本书后续的内容，将关注身体的特定部位，这些部位往往需要我们给予特别的关照。对于那些长时间在办公室工作的人来说，肩部和颈部往往承受着较大的压力；而对于经常站立的群体，腰部和腿部可能会感到紧绷；对于那些在喧闹环境中劳作的人，面部的紧张感也常常是他们需要面对的问题……

做一个深度的放松

第一个练习，我们将专注于全身的放松，这个练习帮助我们检查身体潜在的紧张区域。首先，我们将采用仰卧的姿势来进行放松，这样做有助于我们更有效地将注意力放在整个身体上。

> **头痛怎么办？**
> 如果你头痛，眼枕是一种极为有用的缓解工具。你可以在专业商店购买，也可以自己制作。填入樱桃核并添加几滴精油，这样的眼枕能够有效地帮助你缓解不适。

我在挺尸式(śavāsana)中放松

挺尸式是大多数瑜伽课程结束时的放松体式。

➡ **挺尸式的益处**：全身放松，释放所有紧张。

➡ **辅助工具**：2条毯子 + 1个眼枕。

将其中一条毯子卷成圆柱形，放在膝盖下方。将另一条毯子对折放在头部和颈部下方。

➡ **保持时长**：10~15分钟。

1. 仰卧在瑜伽垫上，将卷好的毯子放在膝盖下方，另一条折叠的毯子放在颈部和头部下方。保持颈部自然的曲线，下巴远离胸部。将**眼枕放在眼睛上**，双臂放松地放在身体两侧，掌心朝上。

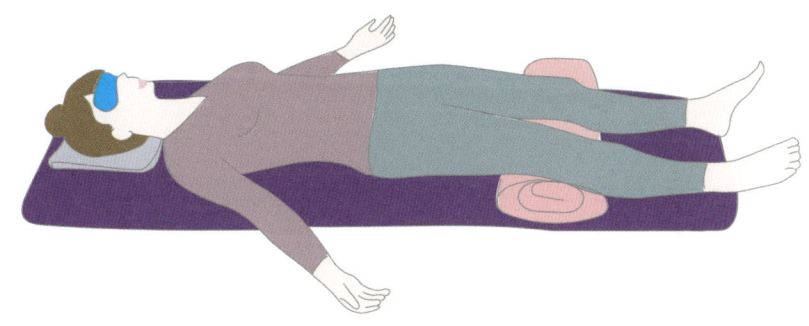

2. 从**脚部**开始放松身体：将脚尖指向前方，然后将脚趾拉向自己几次，再放松。收紧腿部肌肉，然后在呼气时放松。感受大腿的沉重和骨骼的自然下沉。

3. 缓慢地前后移动骨盆，直至找到一个平衡的位置，保持下背部的自然弯曲，既不过度弯曲也不完全贴地。放松腹部，随着吸气让**腹部**膨胀，随着呼气让它向下沉落。感受每一次呼吸时腹部的起伏。

4. 放松**胸腔**：感受肩膀的自然下沉。放松**双臂**：你可以先握紧拳头，然后张开手指，在呼气时让手指放

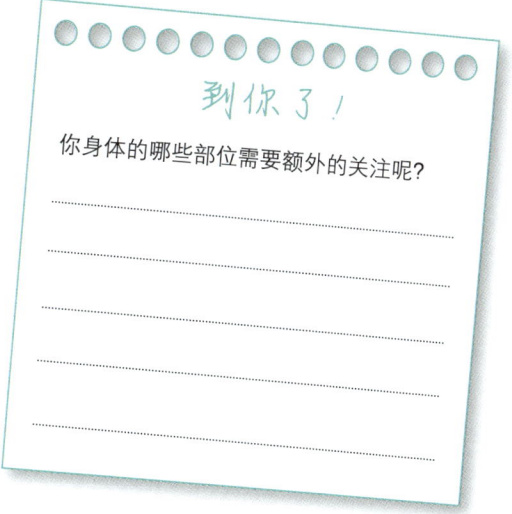

到你了！
你身体的哪些部位需要额外的关注呢？

做一个深度的放松

63

松。放松面部肌肉：在彻底放松之前，可以先收紧所有肌肉，然后**逐步放松**。放松全身的皮肤：感受空气与皮肤的轻微接触。

5. 在这个仰卧的姿势中，进行缓慢而深长的呼吸。几次呼吸后，确保自己的身体没有再次紧张起来，留意手部和下颌的放松。再次放松肩膀，放松全身。感受身体与地面的接触。自然呼吸。

思考一下！

因为冥想侧重于心智，我们常常忽视了身体。当你坐下来冥想时，重要的是彻底放松你的身体，并关注身体的感受。从头顶开始，用几分钟的时间逐一审视身体的每个部位。当你发现了疼痛或紧张的地方时，**请深呼吸3～4次**，将你的意识集中于此。当你的注意力到达脚底时，可以选择停止，或者如果你愿意，可以逆向进行，从脚底向上再次扫描全身。

——佩玛·丘卓[1]

---

[1] 佩玛·丘卓，《艰难时刻的心灵忠告》的作者。

放松我的颈部和面部

我们很少意识到自己的面部有多么紧绷，仿佛有什么事情即将发生，而我们试图通过收紧面部肌肉来应对这种局面。但请相信我，这样做不会帮到你，咬紧牙关也无济于事。现在，请暂停阅读，原封不动地观察自己：你是不是正在咬牙？你是不是皱起了眉头？是时候培养一些新习惯了，让你的面部放松，保持平静和微笑。

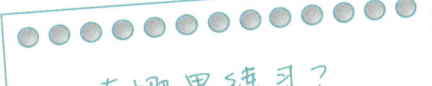

在哪里练习？

这些简单的颈部和面部放松练习可以随时进行，甚至在阅读本书时也能做！特别适合早晨起床时，或者当你需要稍事休息时。找一个舒服的坐姿，或者站着也可以。

① **放松我的颈部**

练习1：在吸气时抬起下巴朝向天空，在呼气时将下巴靠近颈部。继续随呼吸的节奏进行。你可以将注意力集中在颈部前方，吸气时颈部会拉长，而呼气时颈后部会伸展。进行几个呼吸循环后，让自己保持平静和放松。

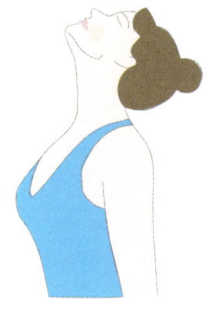

练习2：在吸气时尽量拉伸脊柱，然后在呼气时放松肩膀。在吸气时，将右耳靠近右肩，同时保持右肩下沉且放松。呼吸时感受左侧颈部的拉伸。然后慢慢地换到另一侧：左耳靠近左肩，感受右侧颈部的拉伸。

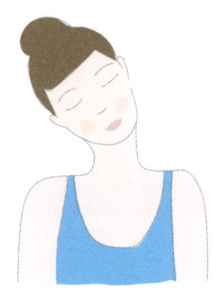

练习3：将这两个动作结合起来，做圆形的运动：先将下巴朝下，再移向右肩，然后朝向天空，再向左肩。记得换方向，不要过于用力，保持动作的柔和。

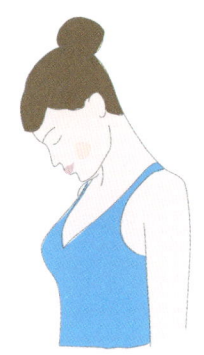

❷ 放松我的面部

这个练习非常适合用来检查面部肌肉是否放松。收紧所有的面部肌肉，收紧、再收紧、持续收紧，然后在呼气时彻底放松，尽可能伸出舌头，并大声呼气："哈……"。重复1~2次。

避免在车上做这个练习，除非你准备和旁边的人聊聊瑜伽。

③ **半眼镜蛇式（ardhabhujaṅgāsana）**

➡ **半眼镜蛇式的益处**：这个小幅度后弯姿势，不会对手腕造成压力，它能够温和地拉伸整个脊柱。这是一个被动体式，前额下方放一块瑜伽砖，能帮助你更好地放松。

➡ **辅助工具**：1块瑜伽砖。

➡ **保持时长**：5分钟。

1. **趴在**地面上，双臂放在身体两侧，双脚与髋部同宽，大脚趾相触，脚后跟自然放松。

2. 弯曲肘部，将前臂和手掌放在头部两侧的地面上。

3. 吸气时，**抬起头和胸部**，用前臂支撑。双手平放，手指展开。臀部、腹部和胸腔下部保持贴地。**注意**：肘部可能会不自觉地向外张开。

4. 拉伸脊柱，向前伸展，仿佛头顶能向上延展。将前额放在竖立的瑜伽砖上。专注于放松颈部和面部。自然呼吸。

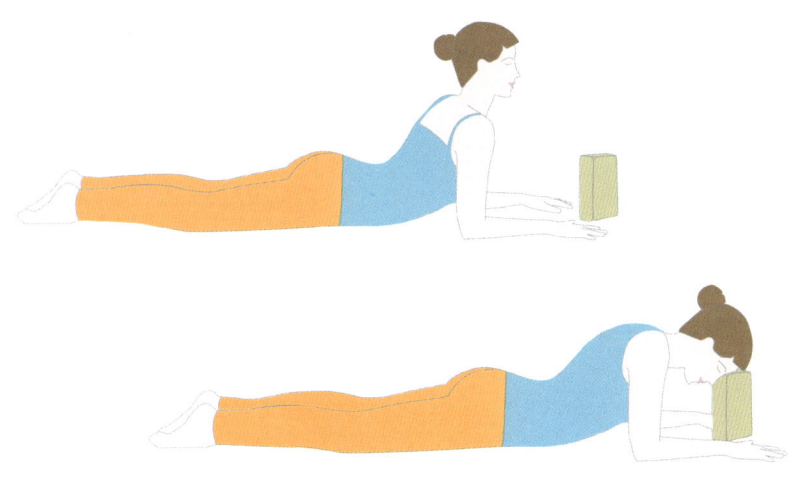

我不再背负世界的重担

"按摩时我该重点放松哪里?"当按摩师问这个问题时,常听到的答案是:"从颈部到肩膀那一块很紧。"我们长时间对着电脑,肩部容易积聚压力。总体而言,肩膀是一个非常敏感的区域,对于那些肩负工作和生活重担的人来说尤其如此(成年人生活的真实写照)。现在是时候关注肩膀了,学习如何放松肩膀。

① 放松你的肩膀

练习1:将双手放在肩膀上,肘部打开。用手肘带动肩膀从后向前旋转,动作快慢可以根据自己的感觉来调整。当肘部向后时,打开胸腔;当肘部向前时,弯曲背部。

练习2:释放双手,让双臂自然下垂。关注肩膀在放松状态下的自然位置:它们是向前耸起,还是向后舒展?

练习3:将双手在背后十指交叉,确保所

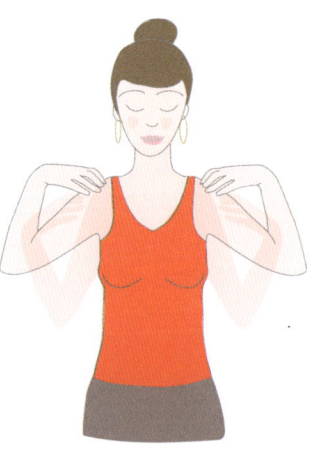

有手指，包括拇指和小指，都紧紧相扣。随着吸气，慢慢伸展双臂向后，感受胸腔的打开和肩膀的向后展开。呼气时，释放手臂的紧绷感，并轻微弯曲上背部。经过几个呼吸循环，逐步放松全身。

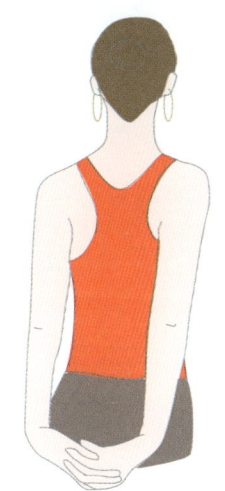

这些肩部放松练习可以在任何地方进行，甚至在阅读这本书时也能做！特别适合早晨起床时，或者当你需要稍事休息时。找一个舒服的坐姿，或者站着也可以。

练习4：将双臂伸至背后，左手握住右肘，右手握住左肘。如果做不到，可以改为握住双手腕。如果你感到格外舒服，可以将双手在背后合十祈祷。在这一体式下停留1~2分钟，然后放松。

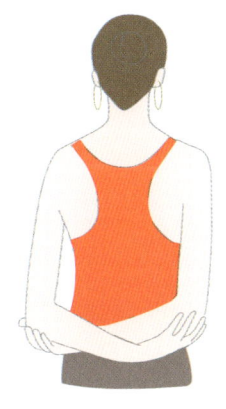

② 鱼式（matsyāsana）

➡ 鱼式的益处：此处介绍的是一种温和的鱼式，是一种更为柔和、被动的练习方式。这个体式有助于打开胸腔；在放松的过程中，请留心体内发生的变化。

➡ **辅助工具**：2块结实的瑜伽砖（避免使用太软的泡沫砖）或1个瑜伽抱枕

➡ **保持时长**：10分钟。

> **你感到背痛吗？**
> 若你感到下背部不适，可以尝试用以下方法来缓解压力：将膝盖微微弯曲，保持双脚与髋部同宽，并让膝盖轻轻靠拢，这样有助于减轻下背部的负担。

1. 将瑜伽砖放置在适合的位置（可以在躺下时微调），不要叠放在一起。将第一块砖平放在胸部下方，第二块砖竖立在头部下方。

2. 仰卧躺下时，将第一块瑜伽砖**调整**在上胸腔**后方**的**区域**，大约在运动文胸所在的位置，位于心脏后面。第二块放在**头部下方**（不要将砖放在颈部下）。微调两块砖的位置，高一点或低一点都可以。如果没有瑜伽砖，可以用瑜伽抱枕代替。

3. 将双臂展开向两侧，与身体呈T字形，自然平放在地面上。双腿伸展放松，脚跟和脚趾没有任何紧张感。特别关注肩膀的放松：它是否已放松？尝试将呼吸引导至肩膀（想象呼吸气流进入肩关节内部）。自然**呼吸**。

退出体式：保持这个体式几分钟后，向一侧转动，退出体式，然后平躺在瑜伽垫上。在这个过程中，你有何感受？

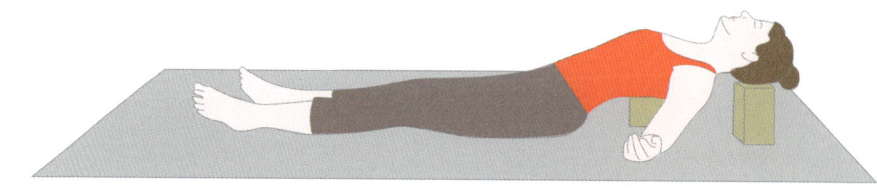

放松腹部的紧张

腹部不适可能是由多种原因引起的，尤其是女性，经期不适常常会导致腹痛。这一部位也是压力积聚的地方，紧张的时候好像肠子打结。以下的小练习聚焦于放松腹部，从仰卧姿势开始，通过扭转来帮助放松。最好在空腹的情况下进行，早晨是最佳时间。

➡ **辅助工具（可选）**：1块瑜伽砖。

➡ **保持时长**：10～15分钟。

> **做完瑜伽再吃东西！**
>
> 在做瑜伽前不建议吃东西：当肚子里充满食物时，有些体式做起来会不舒服，当你专注于体式时，有可能被腹部发出的声音干扰。

① 海龙式（makarāsana）

1. 面部朝下俯卧在地面上，双腿放松，双脚的大脚趾相触。将手臂伸向前，前臂放在地面上，双手平放，一只手叠在另一只手上面，形成一个"小枕头"，肘部位于身体两侧。**把前额放在这个"枕头"上。**

2. 呼吸时，将注意力集中在下背部，感受吸气时腹部膨胀，呼气时腹部放松。放松5~10分钟。

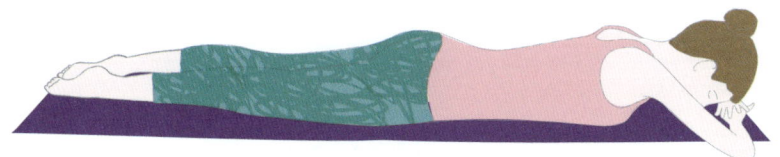

保持专注！

在整个练习过程中，保持对腹部的关注；你也可以尝试腹式呼吸（见第16页）。

② 扭转式

1. 从海龙式开始进入以下体式：弯曲右腿，将右膝向右向上移动，使右**大腿与上身形成90°的夹角**。双手支撑身体，左臂从身体下方滑出向右侧延展。左脸颊贴地，右臂伸向天空，然后慢慢向右侧打开，与右膝呈反方向，进入**扭转**姿势。**右臂缓缓下降**，直到接近地面或贴地。如果需要更多支撑，可以在右膝下垫一块瑜伽砖。

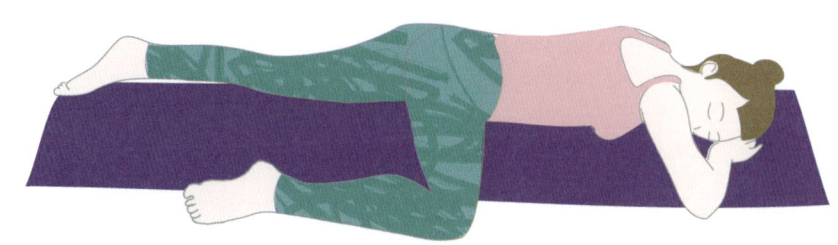

2. 保持几分钟后，缓缓转动身体恢复俯卧姿势，再换到**另一侧**：左膝贴地弯曲成90°，右臂向左侧滑动，右脸颊贴地，左臂伸向天空，向左膝的反方向打开，然后缓缓放下，贴近地面。保持呼吸，在扭转中感受身体的舒展。

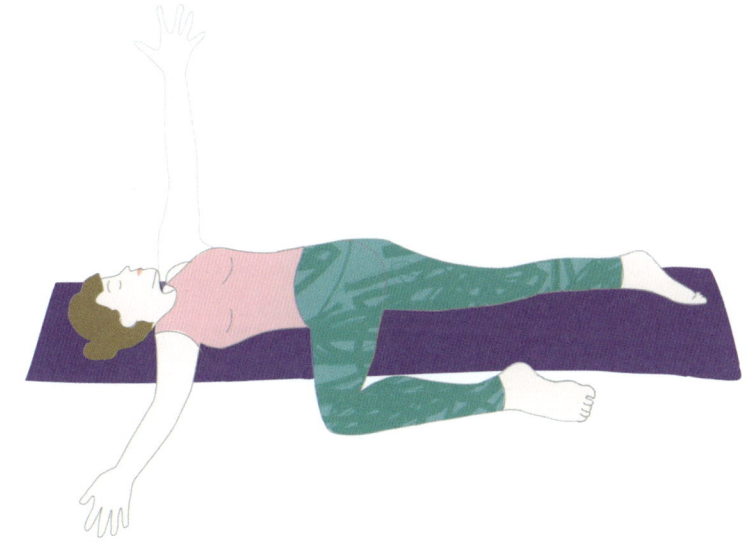

③ 婴儿式（bālāsana）

保持几分钟后，重新回到俯卧姿势，用双手支撑身体，进入婴儿式。坐向脚跟，身体贴靠大腿内侧，前额触地，双臂放于身体两侧，完全放松。

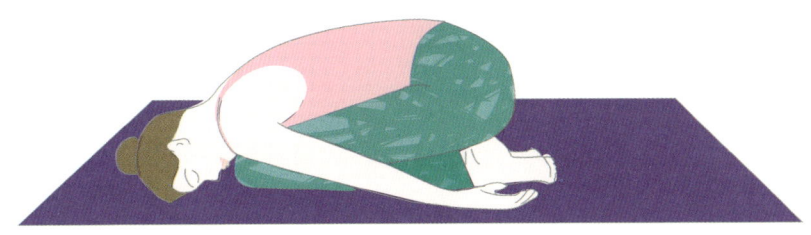

我的双腿轻松无比

你是否经常站立、踱步或长时间行走？

你的双腿是否一直处于劳累的状态？

这套体式专为你设计：它能释放双腿积累的疲劳。

建议你在一天结束时或需要小憩、调整身体姿势时练习。

倒箭式（viparīta karani）

➡ **倒箭式的益处**：这个倒置体式在摆正后无须主动发力。它能缓解双腿的紧绷感，同时让上半身感受到放松，是一种非常轻松的体式。

➡ **辅助工具**：1个瑜伽抱枕 + 1条毯子。

➡ **保持时长**：5~10分钟。

1. 将瑜伽抱枕平行于墙壁放置，留出约10厘米的间隙。将毯子对折，垂直铺在瑜伽抱枕上。坐在瑜伽抱枕上，侧身躺下，使双腿沿墙伸展。随后转身调整体位，让背部贴在毯子上。**调整姿势**，确保臀部不紧贴墙壁，与墙壁保持适中的距离，以保护下背部；同时双腿垂直并贴在墙面上。

2. 让背部和头部置于毯子上,手臂沿身体两侧自然伸展,或放在腹部。闭上双眼,想象身体的轮廓,感知腿部、骨盆、躯干和手臂的位置。

3. 在完全放松前,可以多次伸展脚趾并将其回勾,这样有助于释放脚踝的紧绷感。你可以调整至一个舒适且稳定的状态。

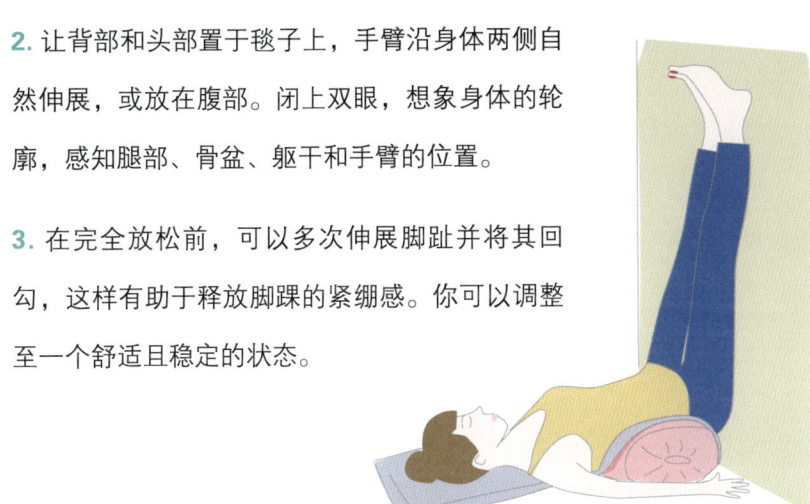

4. 在这个体式中呼吸,专注于**放松双腿**。脚跟贴墙,但无须刻意用力保持接触。

退出体式: 将膝盖收到胸部,侧身翻转,用手支

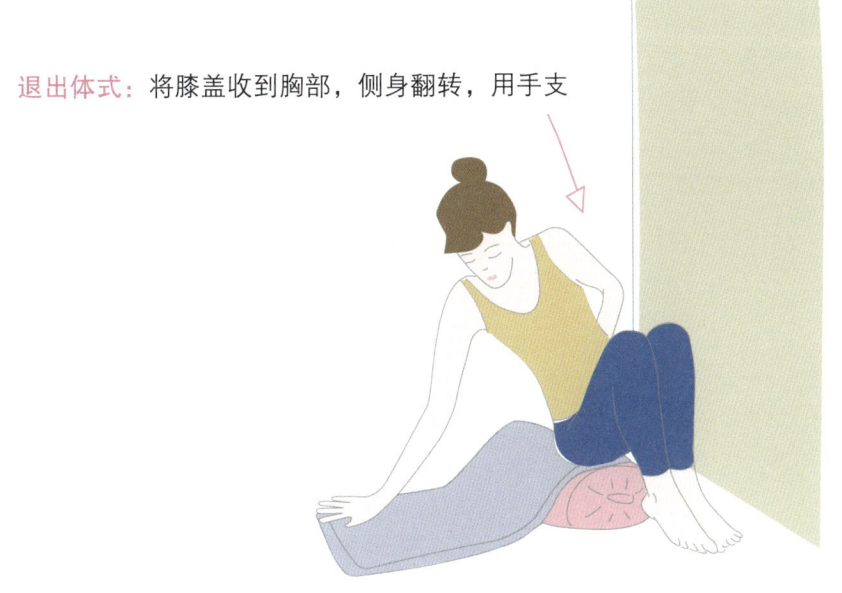

撑起身。起身后，闭上双眼，并用手帮助自己坐起来，停留片刻。

简化版本： 这个体式也可以不使用任何辅助工具，只需将双腿靠墙伸展，手臂呈"T"字形展开即可。辅助工具可增加舒适度，但即使没有，这个体式也同样有效。

思考一下！

我们的文化似乎总是沉迷于以成就论英雄，无论是赢得比赛还是拥有财富。以奥运会为例，赢得金牌无疑标志着运动员职业生涯的高光时刻，而那些仅以几毫秒之差获得银牌的运动员，可能会感受到失败的阴影。这种对成功的绝对看法忽视了生活的复杂性。人生的视角可以更加宽广：生活中真正的成功，其实是用一颗开放和充满爱的心去生活。

——朱迪斯·拉萨特（Judith Lasater）[1]

---

[1] 朱迪斯·拉萨特（Judith Lasater）：自1971年起担任加州瑜伽导师，修复瑜伽理论创始人。

放松**背部的紧张**

腰痛是现代人的通病吗？如果腰部问题困扰着你，舒缓瑜伽可以纠正站姿和坐姿，通过特定体式来帮助你缓解不适。

支撑桥式

支撑桥式是一种非常温和的后弯体式。通常的桥式需要主动发力，而此变体旨在通过辅具支撑，让我们保持数分钟以达到深度放松。

➡ **辅助工具**：1个瑜伽枕+1条毯子。

➡ **保持时长**：5～10分钟。

1. 将毯子折叠成块状，置于头部下方。仰卧在地面上，弯曲双膝，瑜伽枕横放在下背部下方，臀部贴地。

为什么会腰痛？

下背部疼痛通常源于多年不良的站姿或坐姿。开始练习瑜伽时，建议先从最基础的**站姿**（见第24页）和舒适的**坐姿**（见第12页）入手。留意日常姿势是否良好，以及可能影响姿势的因素，比如是否有不符合人体工学的工作环境、不适的椅子或过软的床垫。

调整瑜伽枕以找到舒适的位置。将毯子移至颈部下方，确保自然贴合颈部曲线，保持下巴与胸部间的距离。

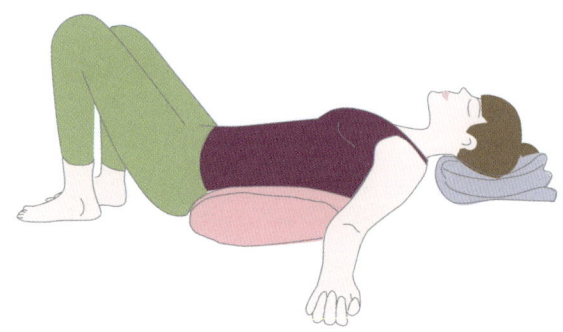

2. 手臂展开与身体呈"T"字形，放在地面上。双脚平放，打开与髋同宽，膝盖朝向天花板，脚趾朝前。**骨盆**下沉贴地，**面部放松**。

3. 在体式中专注呼吸，将每一次呼吸引导至下背部，帮助释放下背部的紧绷感。

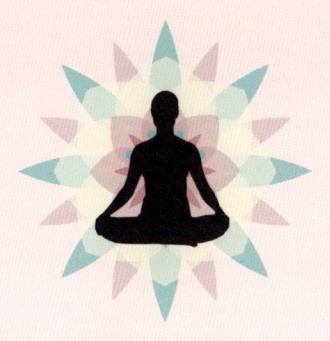

冥想瑜伽
寻找宁静

在接下来的几页中，你将学到一些冥想练习，这些练习不涉及特定的瑜伽体式，而是让你专注于冥想的体验。请记住，虽然思维在冥想中占据重要的地位，但是冥想不仅是精神活动，还涉及身体感受和情绪。

开始之前

在开始这些冥想练习前,回顾一下你开始阅读本书以来的观察:

① 在冥想或练习舒缓瑜伽时,哪些想法经常浮现?

将这些经常浮现的想法记录下来,静静感知,不评判它们,也不评判自己。

_____

_____

_____

② 冥想时,你能轻松地让这些想法飘走吗?

☐ 是,非常轻松。 ☐ 是,但不容易。

☐ 很少能够做到。 ☐ 它们时来时去。

③ **冥想或练习舒缓瑜伽时，你的情绪如何？**

☐ 喜悦 ☐ 愤怒

☐ 焦虑 ☐ 悲伤

☐ 嫉妒 ☐ 平静

其他：_____

_____

④ **你希望通过冥想获得什么？**

_____

_____

尝试在冥想时放下所有期待，完全沉浸在体验之中，不要追求特定的结果。

练习专注

凝视法（tratak）是一种专注于凝视烛火的练习，旨在将我们的注意力聚焦于单一物体上。细细体会，这束烛火并非简单存在：它摇曳不定，色彩变幻无常，还会飘来独特的气味与缕缕烟雾。观察它，会发现它比表面看起来复杂得多，而你需要用心领会它的多样性。在这火焰的多重维度面前，你的心灵将沉淀下来，进入一种平静而专注的状态。

我该如何进行？

1. 在桌子或地面等安全的地方点燃一支蜡烛。

2. 找一个舒适的坐姿，可以盘腿坐在瑜伽垫上，也可以坐在椅子上。**挺直脊柱，放松肩膀和面部肌肉。**双手放

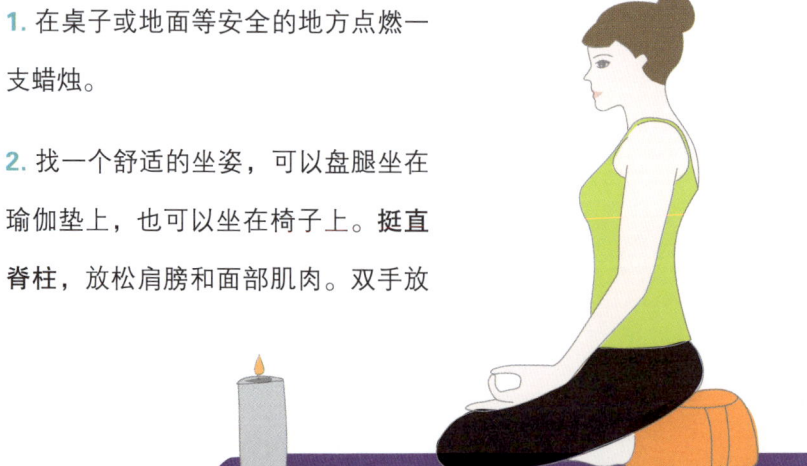

在大腿上，如果想保留自身能量，可以掌心朝下；如果想接纳外界能量，可以掌心朝上，也可以将双手摆成**智慧手印**（见第45～47页）。然后，开始专注地呼吸。

3. 观察眼前烛火的质感，让它的能量引领你。

4. 不必强迫自己睁大眼睛，目光可以柔和、平静。此时，你在内心深处感知到了什么？

通过冥想寻找内心的宁静

引导式冥想将引领你构想一幅宁静的画面，在你的心中留下放松的锚点。当你成功构想起这一画面时，便能随时唤起宁静的感受。

> **瑜伽导师的建议**
>
> 用自己的声音录下这段文字，或请朋友朗读。缓慢地朗读，每句话之间停顿几秒。

① 构想内心的画面

√ 舒适地坐好，闭上眼睛。

√ 放松面部肌肉，微微张开嘴，放松眉心。

√ 向上延展身体，仿佛头顶向天空无限伸展。双手自然放在大腿上，腹部柔软，随呼吸的节奏轻轻起伏。肩膀放松，向后微微打开。

- √ 感到全身安稳而舒适。
- √ 想象自己坐在湖边的一张长椅上，面对着山峦。

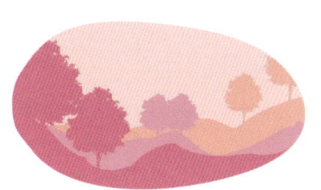

- √ 湖面平静无波，没有一丝涟漪。
- √ 日落的余晖刚刚褪去，夜晚的蓝色笼罩了天地。
- √ 此刻，夜幕降临，月光轻轻洒落，天空繁星点点。

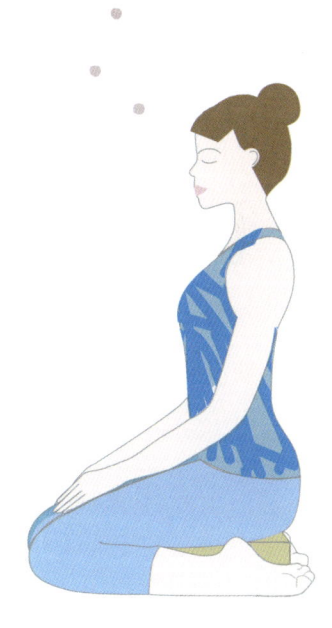

- √ 远处传来几声蟋蟀的鸣叫。
- √ 一阵轻风拂过你的脸庞。
- √ 你注视着这片湖水，漆黑而平静。
- √ 月亮的倒影映在湖中，远处，山峦层叠隐约可见。繁星闪烁，夜晚显得宁静而温柔。
- √ 你的目光在这幅画面中游走，看见湖水、山峦、空中的明月与繁星。
- √ 感受夜幕降临时的宁静。
- √ 一切都那么宁静。
- √ 想象一些细节：一只小鹿走近湖边饮水，水面泛起涟漪，轻轻扩散开来。
- √ 一片云飘过，短暂地遮住了月光。

- √ 微风拂过，树叶发出沙沙的声响。

- √ 在这片宁静的空间中，缓缓吸气，再慢慢吐气。

- √ 在心中默念："我感到平静、放松。"

- √ 最后慢慢睁开眼睛。

② 想象属于我的宁静风景

想象你心中的"伊甸园"：

可以是一片湖泊环绕山峦，或是白雪覆盖山峰；可以是大海波涛汹涌，或是一匹骏马在草原上奔腾；可以是一片野花盛开的原野，或是一座在对称规整的皇家园林之中的喷泉；可以是香格里拉的峡谷风光，或是内蒙古大草原的旷野。创造理想中的宁静风景，尽可能精准地在脑海中构建这幅画面，并融入各种感官体验：你看到了什么？听到了什么？闻到了什么？当你需要安定心神时，闭上眼睛，沉浸在这幅画面中吧。

到你了！

描绘这个美妙的所在：

正念行走

我们很少在行走时保持全然的觉知，总是想着眼下的琐事，尽快从A点走到B点。即使是在徒步旅行中，我们往往更关注沿途的风景，而不是行走本身的体验。也许在跑步时，我们会关注身体的感受、心跳的节奏或腿部的疲劳，但更多的还是对跑步效果的追求。而在正念中行走则带我们回归行走的本质，仅仅为了体验"走路"而行走。

> **改变你的习惯！**
>
> √ 如果你总是大步流星地走路，不妨慢下来。
> √ 如果你总是走同样的路，尝试换一条路线。
> 在这个看似平凡的举动中，重新发现日常生活的美好。

① 准备好了吗？一步一步走起！

这个练习可以在家里进行，无论是在客厅、卧室，还是花园里都可以。

不需要太大的空间，只要能走几步，无论是打转还是直线都可以。

1. **脱掉鞋子**，穿袜子或赤脚，开始行走。

慢慢移动，观察行走时动作是如何从一条腿移动到另一条腿的，双臂是如何摆动的，视线又落在了哪里。感受髋部的摆动以及哪些肌肉在用力。

2. **放慢步伐**，仔细观察每一个动作。

3. 慢慢感受脚掌在地面上展开。

4. 不要屏住呼吸，放松所有不参与行走的肌肉，尤其是面部肌肉。

5. 在行走中**保持专注**，感受身体内部发生的一切。

6. 不要把注意力过多地放在周围的细节上，而是专注于自己的身体感受。

7. 如此行走5分钟，感受全然的觉知。如果觉得有趣，可以延长到10分钟。

② 在日常生活中该怎么做呢？

学会正念行走需要一些练习，这个练习本身就是一种完整的修炼。当你习惯了这种行走方式后，日常生活中你会更加关注自己的身体，渐渐地也会更加留意周围的环境。摘下耳机，静静倾听城市或乡村的声音吧。

③ 狐狸的步伐：玛蒂尔德的体验！

"在**瑜伽节**的活动中，我参加了一堂名为'狐狸的步伐'的赤足森林行走课程。所有参与者都脱掉了鞋子。

最开始，我们被要求像平时一样随意行走，同时用双手捂住耳朵。这时我发现自己的脚步声沉重而闷响，因为我总是先用脚跟着地，就像在用力地刨地一样！

接着，导师教我们一种新的步伐：先用脚趾触地，然后是脚掌外侧，最后才是脚跟。

尝试了几次之后，我逐渐掌握了这种步伐，脚趾先着地让我感到更加轻盈。当再次捂住耳朵时，我发现脚步声变得轻柔了许多，几乎听不见。随着步伐的变化，一些穿鞋时无法感知的新体验开始浮现。

脚趾先着地的方式让我更加谨慎地选择落脚点，避免磕碰。我的目光不再停留在地面上，而是看向前方。

双脚似乎在引领着我，而我能从容地欣赏四周的景色。"

通过行走，我与大地建立了真正的联系。

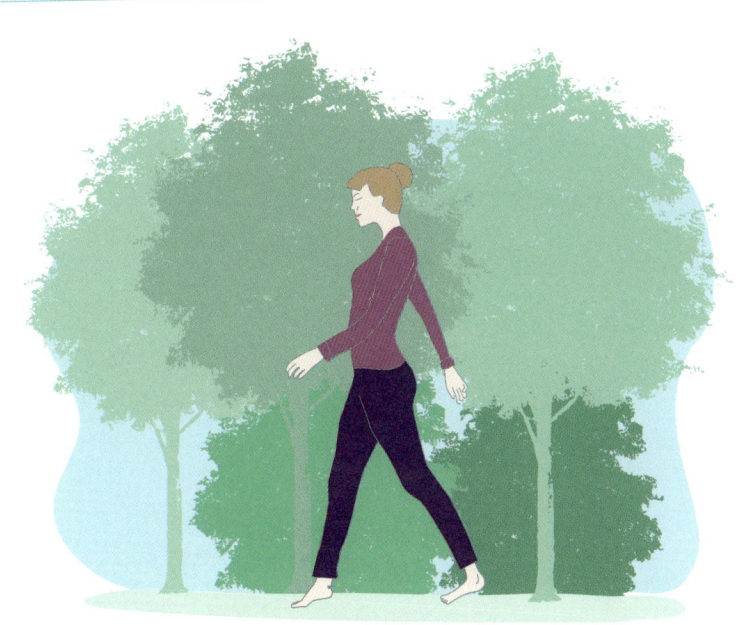

培养积极思维

陷入负面思维的循环会让我们寸步难行：无论是对自己的批判，还是对世界的抱怨，都可能让我们以悲观的眼光看待生活，甚至厌恶自己，对一切失去热情。冥想能帮助我们打破这些思维模式，重新拥抱内心的光明。

① 拒绝被自我定义束缚！

自我定义往往意味着给自己贴上一系列的标签，并被这些标签束缚。比如，给自己贴上"我很害羞"或"我爱抱怨"这样的标签，并因此认定这些特质是固定的，事实上，它们阻碍了我们的行动：

- "我很害羞，因此我不能去争取升职。"
- "我爱抱怨，因此没有人喜欢和

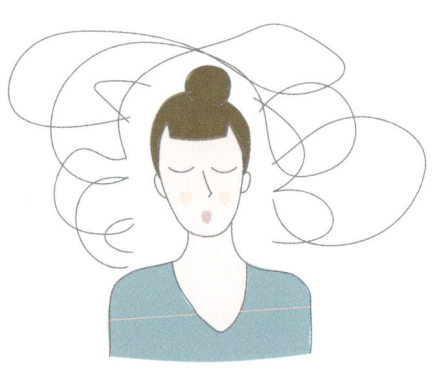

冥想引导我们走出那些束缚自己的自我定义。

我相处。"

冥想教会我们摆脱这些自我标签和限制性思维,学会把这些描述视为短暂的状态,而非永恒的特性。是的,有时我们会心情不好、悲伤或恼怒,但这些情绪都是短暂的,一切都会过去的。

1. 找一个舒适的位置坐下,选择适合自己的时长,5分钟、10分钟,甚至15分钟,并设好计时器。

2. 调整坐姿,让脊柱自然延展,面部放松,肩膀微微向后打开,双手轻放在大腿上。

3. 慢慢吸气,然后深深呼气,感受呼吸的节奏,专注于此刻的宁静。

4. 感知浮现的念头。不要强迫自己思考任何特定的事情,让思绪**自然流动**。

5. 如果有负面的想法出现,留意它们对你说了什么,而不是将它们当成绝对的事实。对自己说:"我注意到我有这样的想法。"

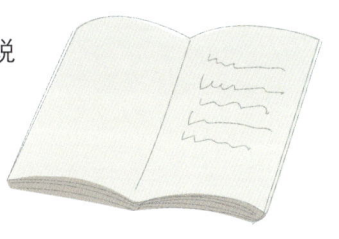

② 学会说"谢谢"!

你尝试过写感恩日记吗?这个练习非常简单,每天记录下三件让你心怀感激的小事。并不是列举自己的物质财富或职业成就,而是那些平凡的瞬间或小小的快乐,让你发自内心地想说:"谢谢出现在我的生命里!"

可以是咖啡的香气、孩子的笑容、柔软舒适的衣物,或是一场与朋友深入的对话……你可以把这些感恩时刻记录在日记本里，或用手机应用程序记录下来。你甚至可以与亲近的人分享——每天结束时，将你的三个感恩时刻发给对方，同时收到对方的感悟。试试看吧！

我们总是渴望拥有更多，但通过这个感恩练习，你很快会发现，**幸福早已存在**。那些小小的快乐，随手可得，已经悄悄填满了我们的生活。

个人备忘录！

将这种思考方式带入你的日常生活。每当负面想法浮现时，就和其保持一定的距离，告诉自己这是一个你在特定情境下形成的判断。

③ 接纳所谓的"负面"情绪

冥想是一种感知内心状态的练习，并非总是充满正向的能量。有时，我们会被所谓的"负面"情绪包围，比如恐惧、挫败、愤怒或厌恶。事实上，这些情绪本身并非真正的"负面"。关键在于我们如何对待它们。恐惧可能提醒你慎重做决定；愤怒可能促使你挺身而出，保护他人。这些情绪并不是我们天生的敌人。

要学会认识它们，倾听它们背后的信息，而不是急于摆脱它们。是什么引发了你的挫败感或愤怒？为什么会感到厌恶或恐惧？

冥想与舒缓瑜伽

这本书中展示的每一个练习和瑜伽体式都可以独立进行：你可以根据自己的喜好和需求，任意选择呼吸练习、舒缓瑜伽和冥想的体式；也可以将这些练习连接起来，形成更长、更完整的组合练习。以下是一些推荐组合。

➡ **在平静中醒来，开启新的一天**　　页码　　28~29分钟

婴儿式	P31	3~4分钟
简化拜日式	P39	10分钟
加强侧伸展式和三角式	P 53~54	10分钟

英雄式	P45	5分钟	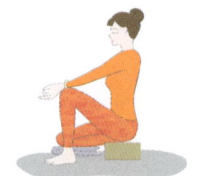

➡ **平和地结束一天**　　页码　　30~40分钟

简化拜日式	P39	10分钟	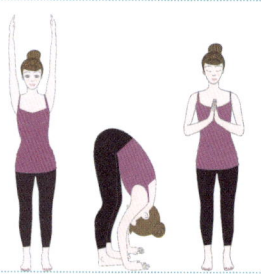
坐角式	P56	5分钟	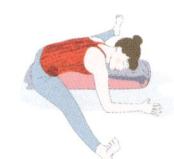
肩倒立和犁式	P42~44	5~10分钟	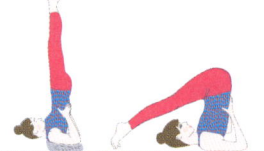
挺尸式	P62	10~15分钟	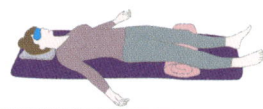

➡ **平息焦虑**　　　页码　　29分钟

完整的"瑜伽呼吸"法	P17	2分钟	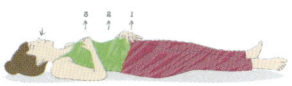
交替呼吸	P21	2分钟	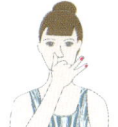 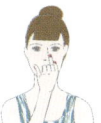
半眼镜蛇式	P67	5分钟	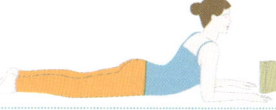
半鸽子式	P50	每侧5分钟	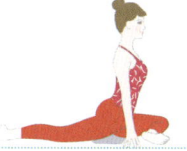
引导式冥想	P84	10分钟	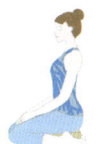

➡ **迎接变化**　　　页码　　35~40分钟

香蕉式	P59	每侧5分钟	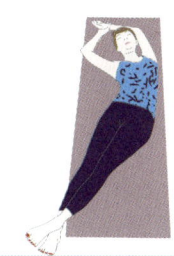

鱼式	P69	10分钟	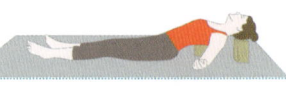
英雄式	P45	5分钟	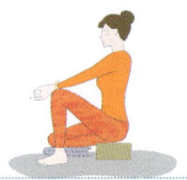
积极冥想	P90	10~15分钟	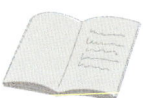